心血管药理学

主 编 张 喆 朱 宁 孙志会

科学出版社

北 京

内 容 简 介

本教材反映了心血管药理学学科前沿的新理论、新知识、新技能，着重于深化理论与临床结合，以达到提高学生的理论水平与实际应用能力的目的。本教材包括肾上腺素受体拮抗药、作用于心血管系统离子通道的药物、抗心律失常药、利尿药与脱水药、抗高血压药、抗慢性心功能不全药等九章内容。为便于读者学习，每个章节精选思考题、案例分析，以加深读者对药理学知识点的理解与应用能力。

本教材可作为普通高等院校临床医学及相关专业本科生的选修课教材与参考书。

图书在版编目（CIP）数据

心血管药理学 / 张喆，朱宁，孙志会主编. —北京：科学出版社，2021.10
ISBN 978-7-03-069919-0

Ⅰ. ①心… Ⅱ. ①张… ②朱… ③孙… Ⅲ. ①心脏血管疾病-药理学 Ⅳ. ①R972

中国版本图书馆 CIP 数据核字（2021）第 195079 号

责任编辑：王　超　李　清 / 责任校对：宁辉彩
责任印制：李　彤 / 封面设计：陈　敬

科学出版社 出版
北京东黄城根北街 16 号
邮政编码：100717
http://www.sciencep.com

北京虎彩文化传播有限公司 印刷
科学出版社发行　各地新华书店经销
*
2021 年 10 月第 一 版　开本：850×1168　1/16
2022 年 1 月第二次印刷　印张：5　1/2
字数：181 000
定价：49.80 元
（如有印装质量问题，我社负责调换）

前　言

　　心血管疾病是老年患者的"一号杀手"，随着人们生活方式的改变，人口老龄化进程的加深，患心血管疾病的老年人不断增加。《中国心血管健康与疾病报告2019》指出，中国心血管病患病率仍处于持续上升阶段，推算心血管病现患人数约3.33亿，其中脑卒中1300万，冠心病1100万，肺源性心脏病500万，心力衰竭890万，风湿性心脏病250万，先天性心脏病200万，下肢动脉疾病4530万，高血压2.45亿。农村和城市心血管病死亡占全部死因的比率分别为45.91%、43.56%。心血管疾病已成为影响人类健康与寿命的重要疾病之一，因此其发病与治疗越来越受到医药界和全社会的广泛关注。心血管药理学应运而生并迅速发展。

　　心血管药理学作为一门独立的学科，随着生命科学与分子生物学技术的发展而发展，与相关生命科学互相渗透，新理论与新概念不断出现。尤其是β受体拮抗药、离子通道药、血管紧张素转换酶抑制药、血管紧张素受体拮抗药等药物问世，其应用广泛，疗效确切，取得令人瞩目的效益，成为心血管药理学发展中的里程碑，为药理学及药物治疗学做出贡献。为适应学科发展和新时代高等医学院校人才培养方案与教学改革的需要，结合作者的教学与研究经验，我们编写了本教材。

　　本教材共包括九个章节，详细阐述了心血管药理学的经典药物，如抗心律失常药、利尿药、抗心绞痛药、血管紧张素转换酶抑制药、血管紧张素受体拮抗药、调血脂药与抗动脉粥样硬化药、抗血栓药等，可作为临床医学及相关专业本科生选修课教材与参考书，也可为临床医师和临床药师选择及评价药物、更新及完善心血管药物药理学知识提供理论依据。

　　本教材在编写过程中查阅和引用了书籍及期刊等相关资料，在此谨向本教材所引用资料的作者表示诚挚的感谢。由于我们的学术水平和多种因素的限制，书中难免出现不足之处，真诚希望广大读者同仁和专家学者批评指正。

张　喆

2021年1月

目　　录

第一章　肾上腺素受体拮抗药

肾上腺素受体拮抗药（adrenoreceptor antagonists），又称肾上腺素受体阻断药（adrenoreceptor blocker），能阻断肾上腺素受体，从而拮抗去甲肾上腺素能神经递质或肾上腺素受体激动药的作用。根据对肾上腺素 α 受体（简称 α 受体）和肾上腺素 β 受体（简称 β 受体）的选择性不同，本类药物可分为 α 受体拮抗药与 β 受体拮抗药。

第一节　α 受体拮抗药

α 受体拮抗药是指能选择性地与 α 受体结合，不激动或较少激动 α 受体，能阻断神经递质或受体激动药与 α 受体结合，从而拮抗神经递质或受体激动药物对 α 受体的激动效应。

α 受体包括 α_1 和 α_2 两种主要亚型。α_1 受体拮抗药可抑制内源性儿茶酚胺引起的缩血管作用，扩张动、静脉，使外周阻力下降，从而使血压下降。降压作用强度取决于患者用药时的交感神经活性，对卧位时的作用较直立位时弱，在低血容量时尤其明显。α_1 受体阻断引起的血压下降可反射性引起心率加快、心排血量增加及水钠潴留等。α_1 受体拮抗药也可通过阻断 α_1 受体拮抗外源性儿茶酚胺的缩血管、升高血压的作用，如可完全拮抗去氧肾上腺素所致升压反应；部分拮抗去甲肾上腺素所致升高血压反应，并翻转肾上腺素的升压反应。α_2 受体在调节交感神经活性方面具有重要作用，如激动交感神经末梢突触前膜 α_2 受体，可负反馈调节神经递质，抑制去甲肾上腺素释放；激动中枢神经系统桥脑髓质的 α_2 受体，可抑制交感神经系统的活性，导致血压下降。α_2 受体拮抗药如育亨宾，则可增加交感神经活性，促进交感神经末梢释放去甲肾上腺素，继而激动心脏 β_1 受体和血管平滑肌 α_1 受体，产生升高血压的作用。此外，α 受体也分布在身体其他部位。α 受体拮抗药也可阻断其他部位的 α 受体产生效应，如阻断膀胱及前列腺括约肌的 α 受体，可降低括约肌张力，减少阻力；胰岛 α_2 受体激动时可显著抑制胰岛素分泌，阻断这些部位的 α_2 受体则可促进胰岛素的释放。

一、α 受体拮抗药的分类

根据对受体亚型选择性的不同，可将 α 受体拮抗药分为以下三类。

1. α_1、α_2 受体拮抗药　包括短效类，如酚妥拉明（phentolamine）；长效类，如酚苄明（phenoxybenzamine）。
2. α_1 受体拮抗药　可选择性阻断 α_1 受体，如哌唑嗪。
3. α_2 受体拮抗药　可选择性地阻断 α_2 受体，如育亨宾。

二、α_1、α_2 受体拮抗药

酚 妥 拉 明

酚妥拉明，又名酚胺唑啉、立其丁、利其丁。
【药理作用】　本药对 α_1、α_2 受体亲和力相近，为非选择性、短效类 α 受体拮抗药。
1. 对血压的影响　可阻断血管 α_1、α_2 受体，引起血管扩张，使血压下降。以小动脉为主，静脉次之，

最终使体循环和肺循环阻力下降，动脉压降低。静脉给药后，可使全身血管阻力和全身平均动脉压暂时下降。

2. 对心脏的影响　本药使血管舒张、血压下降，可反射性兴奋心脏，加上本药可阻断去甲肾上腺素能神经末梢突触前膜 α_2 受体，促进去甲肾上腺素的释放，可致心肌收缩力增强、心率加快及心排血量增加，有时甚至引起心律失常。

3. 其他　可翻转肾上腺素的升压作用。

【体内过程】　口服疗效较差，被肝脏代谢，生物利用度低。口服给药后 30min 血药浓度达峰值，作用维持 3～6h；肌内注射作用维持 30～50min；静脉注射可立即生效，但停止静脉注射后作用在数分钟内即可消失。本药大约 70% 以无活性代谢物从尿中排泄。

【临床应用】

1. 急性心肌梗死和顽固性充血性心力衰竭　可解除心功能不全时小动脉和小静脉的反射性收缩，降低外周血管阻力，从而降低心脏的前后负荷和左室充盈压，增加心排血量，使心功能不全、肺水肿和全身性水肿得以改善。

2. 肺源性心脏病合并心力衰竭　可明显降低肺动脉平均压和肺血管阻力，使病情缓解，症状减轻。

3. 高血压危象　包括高血压急症及亚急症。病因可见于原发性高血压，也可见于由中枢神经系统病变、心血管系统病变、急慢性肾小球肾炎、肾血管病变和嗜铬细胞瘤等引起的继发性高血压。静脉注射酚妥拉明可用于高血压危象，尤其对嗜铬细胞瘤引起的高血压危象疗效更为显著。

4. 嗜铬细胞瘤　可用于诊断实验或防治手术过程中患者突然发生的高血压危象。

5. 休克　主要用于感染中毒性休克、心源性和神经性休克患者。在补足血容量基础上，酚妥拉明能扩张血管，降低外周阻力，增加心排血量，从而使机体的血液重新分布，改善内脏组织血流灌注和解除微循环障碍。特别是本药能明显降低肺血管阻力，对肺水肿具有较好的疗效。目前主张将酚妥拉明和去甲肾上腺素合用以对抗后者强大的 α_1 受体激动作用，使血管收缩作用不致过分剧烈，并保留对心脏 β_1 受体的激动作用，使心收缩力增加，脉压增大，提高其抗休克的疗效，减少毒性反应。一般采用酚妥拉明 2～5mg 和去甲肾上腺素 1～2mg，加入 500mL 生理盐水中静脉滴注。

6. 其他　外周血管痉挛性疾病，如肢端动脉痉挛的雷诺病、血栓闭塞性脉管炎及冻伤后遗症；长期过量静脉滴注去甲肾上腺素或静脉滴注去甲肾上腺素外漏，可致皮肤苍白和剧烈疼痛，此时可用酚妥拉明 10mg 溶于 10～20mL 生理盐水中局部浸润注射。

【不良反应与注意事项】　大剂量酚妥拉明可引起直立性低血压；注射给药可产生心动过速、心律失常、诱发或加剧心绞痛；其他尚有腹痛、恶心和呕吐等消化道反应，严重时可诱发或加剧消化道溃疡。因此，冠心病、胃炎、胃和十二指肠溃疡患者慎用。肾功能不全者、儿童、高龄老年人禁用。

酚　苄　明

酚苄明，又名苯苄胺，为人工合成品，与 α 受体以共价键牢固结合，即使应用大剂量的去甲肾上腺素也难以完全拮抗其作用，药物从体内清除后，作用才能消失，故为长效的非竞争性 α 受体拮抗药。酚苄明具有起效慢、作用强且持久的特点。

【药理作用】　可阻断 α_1 和 α_2 受体，为非选择性、长效类 α 受体拮抗药。其可扩张血管，降低外周血管阻力，明显地降低血压，其作用强度与血管受去甲肾上腺素能神经控制程度有关。对处于静卧位和休息的正常人，酚苄明的血管扩张和降压作用往往不明显或仅表现为舒张压略下降；对交感神经张力过高者，血容量低或直立时，酚苄明则可引起明显的降压作用并使心率加快，系血压下降引起的反射作用及阻断突触前膜 α_2 受体和抑制去甲肾上腺素再摄取所致。此外，酚苄明尚有较弱的抗 5-羟色胺（5-hydroxytryptamine，5-HT）和抗组胺作用。

【临床应用】　临床主要用于治疗外周血管痉挛性疾病，亦可用于嗜铬细胞瘤的治疗，或在休克时用于改善微循环和肺水肿。

【体内过程】　本药经胃肠道吸收不完全，吸收率仅 20%～30%。局部刺激性强，不经肌内或皮下注射，仅静脉注射。一次静脉注射 1h 可达最大效应。半衰期（$t_{1/2}$）约 24h。经肝脏代谢，经尿和胆汁排泄。药物排泄缓慢，12h 约排泄 50%，24h 约排泄 80%。一次给药，作用可维持 3～4 日。每日连续给药，停药后作用可持续 1 周。

【不良反应与注意事项】　主要不良反应是直立性低血压，服药后应稍休息以防出现直立性低血压；其他不良反应有心动过速、鼻塞、口干等；空腹大剂量口服时，易致恶心、呕吐等消化道刺激症状；尚有嗜睡、全身无力和疲乏等中枢抑制症状。

治疗休克时，必须先补充血容量，然后缓慢静脉注射酚苄明，并密切观察病情变化和纠正血压。有严重心脑血管疾病者禁用。与其他血管扩张药合用，会增加低血压危险。

三、α₁受体拮抗药

α_1 受体拮抗药主要选择性阻断血管 α_1 受体，对去甲肾上腺素能神经末梢突触前膜上 α_2 受体作用极弱。它能够拮抗去甲肾上腺素和肾上腺素的升压作用，但不能促进神经末梢释放去甲肾上腺素，即在扩张血管、降低外周阻力使血压下降时，较少引起心率加快。

临床常用哌唑嗪（prazosin）、特拉唑嗪（terazosin）、多拉唑嗪（doxazosin）等，是临床心血管内科的常用药物，用于治疗高血压，作为二线用药，适用于轻中度患者，也用于治疗充血性心力衰竭（congestive heart failure，CHF），尤其用于严重的难治性心力衰竭患者的治疗。哌唑嗪首次服用可有恶心、眩晕、头痛、嗜睡、心悸、直立性低血压，称为首剂现象，可于睡前服用或自 0.5mg 开始服用以减轻症状，偶见口干、皮疹、流行性发热性多关节炎等。

四、α₂受体拮抗药

育亨宾（yohimbine）是选择性 α_2 受体拮抗药，它进入中枢神经系统，阻断 α_2 受体，可促进去甲肾上腺素从神经末梢释放，增强交感神经张力，使血压升高、心率加快。它使海绵体神经末梢释放较多的去甲肾上腺素，减少阴茎静脉回流，利于充血勃起。少量应用时，可使会阴部肿胀，刺激脊髓勃起中枢，使性功能亢进。此外，它也是 5-HT 的拮抗药，尚具有显著的局部麻醉（简称局麻）作用。

目前，育亨宾主要作为实验研究中的工具药，并可用于治疗男性性功能障碍及糖尿病患者的神经病变。

第二节 β受体拮抗药

β受体拮抗药（β adrenoceptor blockers，β adrenoceptor antagonists），又名β受体阻断药、β受体阻滞剂，可选择性与β受体结合，竞争性阻断β受体激动药与β受体结合，从而拮抗β受体激动后的一系列效应，临床常用于治疗心律失常、高血压，防止心脏病发作后的二次心脏病发作（二级预防）。

1957 年，科研人员合成了第一个β受体拮抗药二氯异丙肾上腺素（dichloroisoprenaline，DCI），在异丙肾上腺素苯环上的两个羟基上代入氯原子，具有拮抗肾上腺素的作用。随即又合成了内在拟交感活性(intrinsic sympathomimetic activity，ISA）较低的 DCI 衍生物丙萘洛尔（pronethalol），将其试用于治疗心绞痛，但因严重不良反应被禁用。1963 年普萘洛尔（propranolol）问世，并被证明临床治疗心绞痛和高血压的疗效确切，为心血管疾病治疗在理论与实践方面指明了一个重要方向，同时进一步促进了肾上腺素受体的基础研究，如肾上腺素受体的不同亚型研究、放射配体结合实验、肾上腺素受体亚型的分离和结构研究、肾上腺素受体和第二信使等方面的研究。

一、β受体拮抗药的分类

1.1 类 β_1、β_2 受体拮抗药，即非选择性β受体拮抗药，又分为 1A 类与 1B 类。前者是无内在拟交感活性的β受体拮抗药，如普萘洛尔、噻吗洛尔；后者属于具有内在拟交感活性的β受体拮抗药，如吲哚洛尔。

2.2 类 β_1 受体拮抗药，即选择性心脏 β_1 受体拮抗药，治疗量时，对心脏 β_1 受体选择性较高，对 β_2 受体阻断作用较弱，因此，发生支气管痉挛等呼吸系统的不良反应较轻，可分为 2A 类与 2B 类。2A 类是无内在拟交感活性的 β_1 受体拮抗药，如阿替洛尔、美托洛尔等；2B 类是具有内在拟交感活性的 β_1 受体拮抗药，如醋丁洛尔、塞利洛尔等，它们兼具 β_1 受体选择性和部分内在拟交感活性。

3.3 类 非选择性α、β受体拮抗药，如拉贝洛尔等。

二、药理作用与机制

本类药的绝大多数药理作用与阻断β受体有关；其中某些药物可产生抑制血小板聚集的作用；有些药物在阻断β受体同时，具有部分激动β受体的效应，称为内在拟交感活性；在高浓度下，可降低细胞膜对离子的通透性，产生膜稳定作用，但临床意义不大。

1. β 受体阻断作用　通过阻断 β 受体，拮抗或减弱神经递质或药物对 β 受体的激动作用。动物离体实验证明，β 受体拮抗药可拮抗异丙肾上腺素加快心率的作用，使剂量效应关系曲线平行右移，当增加异丙肾上腺素剂量时，仍能达到最大效应，为典型的竞争性拮抗作用（图 1-1）。

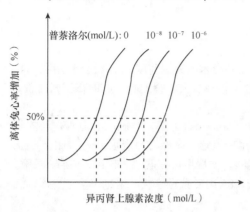

图 1-1　普萘洛尔的竞争性拮抗曲线

（1）心脏：不具或具备较弱内在拟交感活性的 β 受体拮抗药如普萘洛尔，可减慢处于安静状态下人的心率，降低心排血量、心肌收缩力，使血压略下降。具有内在拟交感活性的 β 受体拮抗药如吲哚洛尔，对静息心脏的作用较弱；但对交感神经张力较高时的心脏（如情绪激动、运动、高血压、心绞痛等时），其抑制作用比较显著，通过阻断心脏 β₁ 受体，可降低心率，减慢心房和房室结传导，延长房室结不应期。

（2）血管与血压：短期应用 β 受体拮抗药，由于血管 β₂ 受体的阻断和代偿性交感反射，除脑血管外，肝、肾、骨骼肌血管及冠状血管的血流量均有不同程度的下降；长期应用，总外周阻力可恢复至原来水平。具有内在拟交感活性的 β 受体拮抗药如吲哚洛尔，可激动 β₂ 受体。因此 β 受体拮抗药对正常人血压影响不明显，而对高血压患者具有降压作用，是用于抗高血压的一线药物，疗效可靠，具体降压机制详见第五章。

（3）支气管：支气管平滑肌分布有 β₂ 受体。非选择性 β 受体拮抗药使支气管平滑肌收缩，可增加呼吸道阻力，但作用较弱，对正常人影响较小。若对支气管哮喘患者，可诱发或加重哮喘的急性发作，甚至危及生命。因此，支气管哮喘患者禁用非选择性 β 受体拮抗药，只可应用对呼吸系统作用较弱的选择性 β₁ 受体拮抗药，但选择性 β₁ 受体拮抗药大剂量下仍可收缩支气管平滑肌，需慎重。

（4）代谢：包括以下几个方面。①糖代谢：肝糖原的分解与 α 受体、β₂ 受体均有关。儿茶酚胺可在低血糖时增加肝糖原的分解，动员葡萄糖。因此 β 受体拮抗药与 α 受体拮抗药合用时，可拮抗肾上腺素的升糖作用。普萘洛尔不影响正常人的血糖水平，也不影响胰岛素的分泌与作用，但可延缓使用胰岛素后血糖水平的恢复，这可能由于其拮抗了低血糖促进儿茶酚胺释放所致的糖原分解，导致使用胰岛素的糖尿病患者在加用 β 受体拮抗药后，低血糖反应的症状如心悸被掩盖，从而延误了纠正低血糖。②脂肪代谢：脂肪的分解与 α₂ 和 β₃ 受体有关。研究已发现，β₃ 受体激动可介导脂肪细胞的脂肪分解作用。因此，β 受体拮抗药可减少游离脂肪酸（free fatty acid，FFA）的释放，升高血浆三酰甘油（TG）的浓度，对低密度脂蛋白（LDL）浓度影响不大。

（5）肾素：肾小球球旁细胞分布 β₁ 受体，β 受体拮抗药可减少交感神经兴奋所致肾素的释放，其中，普萘洛尔的作用最强，噻吗洛尔次之，吲哚洛尔、氧烯洛尔、阿普洛尔较弱。

2. 膜稳定作用　某些 β 受体拮抗药如普萘洛尔，能稳定神经细胞膜，阻滞离子通道，产生局部麻醉样作用，稳定心肌细胞膜，可表现为奎尼丁样稳定心肌细胞膜电位的作用。但此膜稳定作用在远高于治疗浓度下才产生，故临床意义不大。

3. 内在拟交感活性　有些 β 受体拮抗药在拮抗 β 受体作用的同时，会产生一定程度的 β 受体激动效应，即内在拟交感活性。由于内在拟交感活性的强度远弱于其阻断作用，在整体动物中激动作用常被阻断作用所掩盖；只有在离体器官、利血平化的动物或慢性自主神经功能不全患者上才能表现出来。具有内在拟交感活性的 β 受体拮抗药，首先对心脏抑制作用和对支气管平滑肌收缩作用较弱；其次，在增加药物剂量或体内儿茶酚胺处于低水平状态时，可加快心率、增加心排血量。

三、体内过程

β 受体拮抗药的药物代谢动力学（简称药动学）特点与其脂溶性有关。

1. 吸收　普萘洛尔、美托洛尔等药物脂溶性高，口服易吸收，但首过效应明显，生物利用度低；阿替洛尔水溶性高，脂溶性低，口服吸收差，首过效应亦较低，生物利用度较高。给药剂量增加，血药浓度随之升高，生物利用度也提高。由于肝脏代谢功能的个体差异较大，故首过效应大的药物其血浆浓度的个体差异也较大。同一剂量，不同人服用，血药浓度可相差数十倍。食物可减少水溶性 β 受体拮抗药如阿替洛尔的吸收，但可提高普萘洛尔、美托洛尔、拉贝洛尔的生物利用度。

2. 分布　β受体拮抗药一般能随血液循环分布到全身各组织，高脂溶性和低血浆蛋白结合率的β受体拮抗药，分布容积较大。脂溶性较高的普萘洛尔、美托洛尔在脑脊液中的浓度与血浆药物浓度近似；而脂溶性低的阿替洛尔在脑脊液中的浓度则仅为血浆浓度的 1/10～1/5。

3. 消除　脂溶性高的β受体拮抗药主要在肝脏代谢，少量从尿中以原型排出，药物的 $t_{1/2}$ 为 2～5h。在肝脏疾病时，肝血流量减少或肝药酶被抑制时，药物消除减慢，$t_{1/2}$ 相对延长。例如，普萘洛尔、美托洛尔可在肝脏羟化代谢，在人群中存在快代谢者和慢代谢者；脂溶性低的β受体拮抗药如阿替洛尔、纳多洛尔主要以原型从肾脏排泄，在肾功能正常时，药物的血浆浓度比较稳定，但当患者肾功能不全时，药物排泄速度减慢，可能产生蓄积。常用β受体拮抗药的主要药动学参数见表 1-1。

表 1-1　常用 β受体拮抗药的药动学参数

药物	生物利用度（%）	首过效应（%）	血浆蛋白结合率（%）	口服 $t_{1/2}$（h）	消除途径
普萘洛尔	30	60～70	93	2.5～3.9	肝
吲哚洛尔	90	10～20	57	2～5	肝
美托洛尔	50	25～60	12	3～4	肝
阿替洛尔	50	0～10	5	6～9	肾
噻吗洛尔	75	25～30	75	2～5	肝、肾（20%）
拉贝洛尔	20～40	60	50	5.5	肝

四、临　床　应　用

1. 心律失常　β受体拮抗药对多种原因引起的室上性、室性心律失常均有效，尤其对运动、情绪紧张、激动或因心肌缺血、强心苷中毒所致的心律失常疗效好。

2. 高血压　β受体拮抗药是治疗高血压的一线药物。普萘洛尔、阿替洛尔及美托洛尔等均可有效地控制原发性高血压，患者耐受良好，可单独使用；也可与利尿药、钙通道阻滞药、血管紧张素转换酶抑制药（angiotensin converting enzyme inhibitors）配伍使用，提高疗效，治疗中、重度高血压患者；并且能减轻其他药物如钙通道阻滞药引起的心率加快、心排血量增加、水钠潴留等不良反应。

3. 冠心病　β受体拮抗药对冠心病、心绞痛有良好的疗效，可降低心肌耗氧，改善缺血，减少心绞痛发作，改善运动耐量。早期应用普萘洛尔、美托洛尔、噻吗洛尔等均可显著降低心肌梗死患者的复发率与猝死率。

4. 充血性心力衰竭（congestive heart failure，CHF）　近年来有报道，应用美托洛尔等β受体拮抗药对扩张性心肌病引起心力衰竭患者有明显的治疗作用，在心功能恶化前早期使用，可有以下几方面的改善：①改善心脏舒张功能；②缓解心力衰竭时由儿茶酚胺引起的心脏损害；③抑制前列腺素或肾素所产生的缩血管作用；④上调β受体，恢复心肌对内源性儿茶酚胺或β受体激动药的敏感性，详见第六章。

5. 其他　噻吗洛尔可减少房水形成，降低眼压，适于治疗原发性开角型青光眼；普萘洛尔、阿替洛尔、美托洛尔可用于治疗甲状腺功能亢进；普萘洛尔对偏头痛、酒精中毒等也有一定疗效。

五、不良反应与应用注意

常见的不良反应有恶心、呕吐、轻度腹泻等消化道症状，偶见过敏性皮疹、血小板减少等，应用不当可引起下列较严重的不良反应。

1. 诱发或加重支气管哮喘　非选择性β受体拮抗药可阻断支气管平滑肌的 β_2 受体，收缩支气管，诱发或加重支气管哮喘，因此禁用于伴有支气管哮喘患者。选择性 β_1 受体拮抗药如美托洛尔及具有内在拟交感活性的吲哚洛尔等对支气管收缩作用较弱，一般不诱发或加重哮喘，但在较大剂量下也可影响支气管平滑肌，仍应慎用。

2. 抑制心功能　β受体拮抗药可阻断心脏的 β_1 受体，抑制心功能，尤其合并严重心功能不全、窦性心动过缓、房室传导阻滞的患者，更易发生不良反应，甚至引起严重心功能不全、肺水肿、完全性房室传导阻滞，甚至心脏停搏等严重后果。

3. 外周血管收缩和痉挛　β受体拮抗药可阻断骨骼肌血管平滑肌的 β_2 受体，导致间歇性跛行或雷诺病、四肢发冷、皮肤苍白或发绀、两足剧痛，甚至可引起脚趾溃烂和坏死。

4. 反跳现象　长期应用β受体拮抗药，突然停药可导致原来的病症复发甚至加重，如血压上升、严重心律失常或心绞痛发作次数增加，甚至可引起急性心肌梗死或猝死。这是长期使用 β 受体拮抗药后，体内的 β 受体出现向上调节，对内源性儿茶酚胺敏感性增高所致，因此，在病情控制后应逐渐减量至停药，从减量至停药至少需要两周。

5. 其他 引起疲乏、失眠和精神忧郁等症状，故精神抑郁患者忌用普萘洛尔；使用胰岛素的糖尿病患者同时应用 β 受体拮抗药时，可加强降血糖作用，并可掩盖低血糖时出汗、心率加快的症状，从而延误纠正低血糖，导致严重后果；某些 β 受体拮抗药如普拉洛尔长期应用可产生自身免疫反应，出现眼-皮肤黏膜综合征，应予警惕。

【思考题】

1. 简述酚妥拉明的主要临床应用。

2. β 受体拮抗药是如何分类的？简述各类的特点及代表药。

3. 简述 β 受体拮抗药的临床用途。

4. 列举 β 受体拮抗药的不良反应。

【案例分析】

患者，男，50 岁，因反复胸痛 1 日，加重 3h 后来到医院急诊科就诊，查体：血压 20.0/13.3kPa（1kPa=7.5mmHg），颈静脉无充盈，心率 110 次/分，律齐，各瓣膜未闻及病理性杂音，双肺呼吸音清，未闻及干湿啰音，双下肢无水肿。心电图 $V_1 \sim V_4$ 导联 ST 段抬高，实验室检查肌酸激酶（creatine kinase, CK）2772U/L、肌酸激酶同工酶（CK-MB）222.9U/L、肌红蛋白 1000μg/L、肌钙蛋白 5.07μg/L。有高血压病史 5 年，血压最高 23.9/13.3 kPa，未系统诊治；饮酒史 10 年，偶有吸烟，有冠心病早发家族史。初步诊断：①冠心病，急性前壁心肌梗死、心功能Ⅰ级（Killip 分级）；②高血压 3 级，极高危组。

治疗经过：入院后急诊行冠状动脉造影，提示冠状动脉前降支中段闭塞，行介入治疗开通闭塞血管，术后给予药物治疗：阿司匹林 100mg（每日一次，口服）、硫酸氢氯吡格雷片 75mg（每日一次，口服）、美托洛尔缓释片 23.75mg（每日一次，口服）、辛伐他汀 40mg（每晚一次，口服）、培哚普利 4mg（每日一次，口服）、单硝酸异山梨酯 30mg（每日一次，口服），静脉滴注磷酸肌酸、硝酸酯类药物。

问题：

（1）倍他洛克，又名酒石酸美托洛尔，它属于哪一类药物？

（2）长期服用倍他洛克有哪些注意事项？

（张　喆）

第二章　作用于心血管系统离子通道的药物

离子通道（ion channel）是各种无机离子跨膜被动运输的通路，是细胞生物电活动的基础。离子通道的功能，除了可以调节细胞内外的渗透压外，还可维持细胞膜电位，而神经细胞要进行信号转导，便是靠离子的进出以造成膜电位的变化来实现的。因此，研究细胞离子通道的特性及各种药物对通道作用的机制对阐明细胞生物电现象本质、疾病发生原因和疾病的防治具有重要意义。随着电生理学和分子生物学的迅速发展，膜片钳技术、免疫组织化学技术、逆转录、分子克隆技术等新研究技术的应用，目前研究者对心血管系统离子通道特性及作用于心血管系统离子通道的药物的作用机制已有相当深入的认识。本章主要介绍涉及心血管系统的重要离子通道及作用于这些通道的药物。

第一节　心血管系统离子通道

离子通道作为一种跨膜蛋白，是各种无机离子跨膜被动运输的通路。从生物物理学的角度来看，离子通道具有 3 个关键性特征：通透性（permeation）、选择性（selectivity）、门控性（gating）。离子通道是根据其允许通过的离子（K^+、Ca^{2+}、Na^+）类型和门控机制来命名的，分为 4 类：电压门控通道（voltage-gated channel）、配体门控通道（ligand-gated channel）、机械敏感通道（mechanosensitive channel）和非门控的背景或漏通道（non-gated background/leak channel）。目前已知的作用于心血管系统离子通道的药物主要是作用于电压门控的钠、钙、钾通道和配体门控通道中的腺苷三磷酸（adenosine triphosphate，ATP）敏感钾通道。

图 2-1 为各种离子通道结构代表性模式图。离子传导通路（ion-conducting pathway）有胞外、胞内 2 个前庭区（inner and outer vestibular），分别称为外前庭、内前庭，其上排列着与通透的离子极性相反的电荷。传导通路的最狭窄区域为选择性过滤器（selectivity filter），决定着哪一种离子可以通过。激活门（activation gate）感受跨膜电压的改变，配体的结合与膜上的机械张力也控制通透离子向传导通路的接近。许多通道也具有失活门（inactivation gate），能关闭离子通道，并阻止离子通道再次开放。

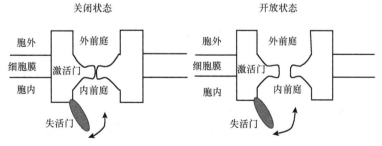

图 2-1　离子通道一般结构模式图

一、电压门控钠、钙、钾通道

1. 分子结构与功能关系　电压门控钠、钙通道的 α 亚基包含 4 个同源区（homologous domain），每一个区域含 6 个跨膜片段（transmembrane-spanning segment），这 6 个跨膜片段由细胞质内连接（linker）组合起来，这 4 个同源区形成 1 个四聚体结构（tetrameric array），中间是离子传导通道。电压门控钾通道 α 亚基是一个相对小的蛋白质，具有 6 个跨膜片段，由 4 个 α 亚基组成的对称四聚体结构形成有功能的钾通道（图 2-2）。

（1）通透性：第五（S₅）和第六（S₆）跨膜片段之间的区域（P 区）执行孔的过滤器功能，此区突变明显影响离子通道的通透性和选择性。例如，将钠通道第 1422 位的赖氨酸变为谷氨酸，钠通道对钙的选择性会超过钠。不同毒物或直接阻塞通道的阻滞药，如影响钠通道的河鲀毒素、影响钾通道的蝎毒素、钾通道阻滞药四乙基铵，对此区的突变也非常敏感。

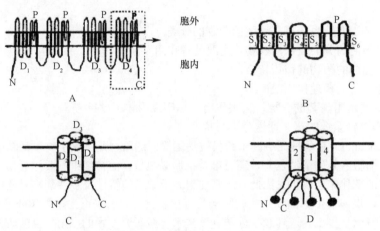

图 2-2　经典电压门控钠、钙、钾通道拓扑结构

A. 电压门控钠、钙通道的 α 亚基由 4 个同源区（D₁～D₄）组成；B. 每区包括 6 个跨膜片段（S₁～S₆），1 个 P 区，P 区嵌入细胞膜形成孔道，1 个钾通道 α 亚基相当于钠、钙通道 1 个 P 区；C. D₁～D₄ 组成的对称四聚体形成电压门控钠、钙通道；D. 4 个 α 亚基组成的对称四聚体形成电压门控钾通道

（2）激活门：第四（S₄）跨膜片段是电压感受器（voltage sensor）。电压门控的钠、钙、钾通道 S₄ 片段氨基酸序列高度保守，约每隔 3 个位置就有一个带正电荷的氨基酸残基，使得 S₄ 片段空间规则地分布 5～7 个正电荷。当细胞膜除极时，S₄ 片段向细胞外方向移动引起通道形态改变而开放。

（3）失活门：在保持除极的情况下，开放的通道进入稳定的非导通状态称为失活（inactivation）。钾通道存在两种不同机制的失活：N 型失活和 C 型失活。N 型失活，又称球-链（ball and chain）机制失活，N 端的约 20 个氨基酸形成"球"，N 端的其他氨基酸形成"链"，当通道开放之后，"球"即移至通道内部开口处阻塞通道，从而失活。这种类型的失活很快，为几毫秒至几十毫秒。C 型失活是指通道核心区域氨基酸残基发生位移而使孔道的外部开口关闭，C 型失活速率较慢。一种钾通道上可同时存在这两种失活类型。

2. 电压门控钠通道　心血管系统的电压门控钠通道主要分布于心房肌、心室肌细胞和希-浦系统。它所产生的内向钠电流（I_{Na}）主要使心肌细胞产生快速除极，引发动作电位，即动作电位的 0 相。心脏电压门控钠通道的激活和失活都很快，Na⁺ 内流仅持续数毫秒。钠通道激活的阈值较低，在弱除极时（如除极至 -70mV 左右）即可使其激活。在偶尔情况下，钠通道会由激活状态进入一种持续开放状态——非失活状态（inactivated state），使动作电位时程（action potential duration，APD）延长。三型长 Q—T 间期综合征（LQT3）即是钠通道的失活门发生基因缺陷，使钠通道进入非失活状态的概率增大，引发早期后除极，造成尖端扭转型心律失常。心肌缺血、缺氧也可增加钠通道进入非失活状态的概率。

3. 电压门控钙通道　心血管系统中，电压门控钙通道包括 L 型和 T 型。临床上常用的钙通道阻滞药主要作用于 L 型钙通道。

（1）L 型钙通道（L-type Ca²⁺ channel）：在心血管系统细胞膜上密度较高，为细胞兴奋时外钙内流的主要途径。二氢吡啶类（dihydropyridines，DHP）钙通道阻滞药可选择性地作用于此类钙通道，因此又称 DHP 敏感的钙通道。L 型钙电流（I_{Ca-L}）不仅具有电压依赖性，而且具有频率依赖性。随着刺激频率的增加，L 型钙电流不断减弱。

L 型钙电流是影响心脏兴奋-收缩偶联及血管平滑肌舒缩的关键环节。心脏工作肌细胞接受自律细胞传来的电兴奋产生除极，激活 L 型钙通道，Ca²⁺ 通过 L 型钙通道内流，激活细胞内肌质网钙释放通道，细胞质 Ca²⁺ 浓度进一步升高，完成心肌的收缩。此后，通过肌质网上钙泵的再摄取和细胞膜上钙交换体的向外转运，将细胞质 Ca²⁺ 浓度降至舒张水平。血管平滑肌的舒缩过程与此相似。窦房结的自律性和房室结的传导性也依赖于 L 型钙电流。

L 型钙通道是神经递质、激素、自体活性物质（autacoids）及第二信使，如环核苷酸、二酰甘油等的主要靶点。其中最重要的调节因素是自主神经系统，去甲肾上腺素或肾上腺素激活心肌细胞的 β 受体，通过相偶联的 G 蛋白激活细胞内腺苷酸环化酶（adenylate cyclase，AC）而使环磷酸腺苷（cAMP）水平升高，cAMP 激活磷酸激酶 A（protein kinase A，PKA）通路，使 L 型钙通道磷酸化而改变通道构型和门控，通道开放增强，表现为心肌收缩性增强；反之，乙酰胆碱（acetylcholine，ACh）抑制 cAMP 的形成，而通过激活鸟苷酸环化酶（guanylate cyclase，GC）使环磷酸鸟苷（cGMP）增加，抑制 L 型钙通道，表现为心肌收缩性减弱。值得注意的是，在血管平滑肌细胞内 cAMP 和 cGMP 水平升高均抑制其膜上的 L 型钙通道，表现为收缩性下降。

（2）T 型钙通道（T-type Ca^{2+} channel）：在较低电压时，T 型钙通道激活又快速失活，在心肌细胞动作电位的形成中作用不大，而主要参与心脏自律性和血管张力的调节。因目前无特异性阻滞药和高亲和力探针，其结构和功能尚需进一步探讨。

4. 电压门控钾通道 心脏离子通道中，钾通道最具多样性，发挥多种作用，如控制静息膜电位，调节心律、APD 等。与钠、钙通道的α亚基不同，一个钾通道亚基仅编码1/4的钾通道，这样由不同基因编码的4个钾通道亚基可组成多种功能类型的钾通道。

（1）瞬时外向钾通道（transient outward K channel，K_A）：参与动作电位复极1 相，包含两种单独成分，即非钙依赖性的瞬时外向钾电流（I_{to1}）通道和钙依赖性的瞬时外向钾电流（I_{to2}）通道，这两种电流通过两种生理上不同的通道。I_{to1} 是经典的电压门控K^+电流，激活迅速，不依赖于细胞内Ca^{2+}浓度，对钾通道阻滞药——4-氨基吡啶（4-aminopyridine，4-AP）敏感；相反，I_{to2} 的激活依赖细胞内Ca^{2+}，对4-AP 不敏感。

生理条件下，I_{to1} 发挥作用较大，是动作电位复极1期的主要参与电流。I_{to2} 在细胞内钙浓度过高时非常重要，在钙超载时，I_{to2} 被激活，缩短APD，间接缩短钙电流的时程，减少钙内流。因此，细胞内钙激活I_{to2} 可能是起减轻钙超载的负反馈调节作用。

（2）延迟整流钾通道（delayed rectifier K channel，K_V）：包括缓慢激活的延迟整流钾电流（slowly activating component，I_{Ks}）通道、快速激活的延迟整流钾电流（rapidly activating component，I_{Kr}）通道、超快激活延迟整流钾电流（ultrarapidly activating component，I_{Kur}）通道三种，在心肌组织中，I_{Ks}、I_{Kr} 不同程度地存在于所有心脏组织中，I_{Kur} 仅存在于心房。

I_{Ks} 激活缓慢，在保持除极时无明显失活，为复极2期的主要复极电流，目前尚无特异阻滞药。I_{Ks} 受PKA、磷酸激酶C（protein kinase C，PKC）通路调节，当β受体兴奋时，PKA 通路激活，明显提高I_{Ks} 幅度，抵消了同时增大的L 型钙通道电流造成的动作电位延长。I_{Ks} 通道由mink 蛋白和KvLQT1 蛋白组成。*KvLQT1*基因异常可引起一型长Q—T 间期综合征（LQT1），这些患者可能由于*KvLQT1* 突变而引起I_{Ks} 缺陷，造成动作电位延长引发尖端扭转型心律失常。

I_{Kr} 激活迅速，有失活过程，具有内向整流特性，是复极3相的主要复极电流。I_{Kr} 受细胞外钾浓度的调节，当细胞外高钾时，I_{Kr} 电流幅度增加；细胞外低钾时，I_{Kr} 电流幅度减少。抗心律失常药奎尼丁、索他洛尔、多非利特可阻断I_{Kr}，延长APD，能加重细胞外低钾，导致心律失常。I_{Kr} 阻滞药造成APD 过度延长引起的室性心动过速与二型长Q—T 间期综合征（LQT2）相同。非抗心律失常药红霉素也能造成尖端扭转型心律失常，其机制也与阻断I_{Kr} 有关。

I_{Kur} 是一超快速激活，无失活的延迟整流钾电流，在心房肌复极过程中有重要作用。

5. 起搏通道（pacemaker channel） 在超极化时激活，对Na^+、K^+都能通透，存在于窦房结、房室结、浦肯野纤维细胞中。膜电位为−50mV 时，起搏电流（I_f）激活。I_f 受神经递质的调节，当β受体兴奋时，I_f 增大；当M 受体兴奋时，I_f 减小。I_f 也受细胞内cAMP 含量的调节，细胞内cAMP 升高时，I_f 增强，反之，则降低。

二、配体门控 ATP 敏感钾通道

心血管系统中，重要的配体门控离子通道有乙酰胆碱敏感钾通道（muscarinic K channel，K_{ACh}）、ATP 敏感钾通道（ATP-sensitive K channel，K_{ATP}）、钠激活的钾通道（K_{Na}）、钙激活的钾通道（K_{Ca}），这些通道都具有内向整流特性。尽管内向整流钾通道（inward rectifier K channel，K_{IR}）不属于经典的配体门控钾通道，但它具有与其他内向整流配体门控钾通道相似的结构，因而这里将它列在配体门控通道中。内向整流性是指通过通道的电流向细胞内流动比向细胞外流动更容易。内向整流性的产生是由于细胞内的Mg^{2+}、Ca^{2+}、多胺类（如精胺、亚精胺及腐胺）等从细胞内结合到传导通路的某些位点而阻断通道的电压依赖性开放。生理条件下，膜电位（membrane potential，E_m）比钾的平衡电位（K^+ equilibrium potential，E_k）负值小，因而通道产生的电流主要是外向电流。其整流过程取决于E_m与E_k之差，差值越大，除极水平越高，电导越低。

内向整流钾通道具有相同的拓扑结构，其N端、C端位于细胞内侧，位于胞外的高度保守的P区连接两个跨膜区M_1和M_2，这个P区序列与电压门控通道的P区同源。内向整流钾通道也是四聚体结构，P区伸入传导通路的内部，形成选择性过滤器结构（图2-3）。

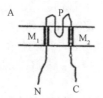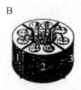

图2-3　内向整流钾通道家族拓扑结构

A. 两个跨膜区（M_1、M_2）由P区相连，P区形成传导通路的选择性过滤器；B. 由4个亚基形成四聚体结构，P区排列在传导通路上形成P环

1. 内向整流钾通道电流（I_{K1}）　主要参与动作电位3相复极、维持4相静息膜电位，是心脏上具有强内向整流特性的背景钾电流。当静息膜电位位于钾平衡电位附近时，I_{K1}电导最高，因此将静息膜电位控制在E_K左右；当膜电位除极远离钾平衡电位时，由于内向整流特性，I_{K1}电导进行性下降，从而增强了钠电流的效率，减少了平台期细胞内钾的丢失。I_{K1}电流-电压曲线的负斜率区（negative slope region）对心脏复极极为重要，膜电位从复极2相逐渐向复极3相时，负斜率区的外向电流起着正反馈作用，加速复极3相复极。

2. 乙酰胆碱敏感钾通道电流（$I_{K(ACh)}$）　在心房、窦房结、房室结分布密度很高，是支配心脏迷走神经系统的主要靶点。迷走神经释放ACh使窦性频率减慢，房室传导时间延长，心房不应期缩短，就是由于$I_{K(ACh)}$的激活。ACh与心脏M_2受体结合，激活Gi蛋白的GTP酶活性，使Gβγ直接与$I_{K(ACh)}$结合，引起$I_{K(ACh)}$开放概率增加。当$I_{K(ACh)}$激活时，静息膜电位发生超极化，窦房结起搏减慢，房室传导减慢。

3. ATP敏感钾通道电流（$I_{K(ATP)}$）　存在于多种组织中，以调节心血管活动为主，也参与血管的舒缩、神经及骨骼肌兴奋及离子传递等。生理条件下，细胞质内ATP水平可使此通道关闭，故无明显作用；在心肌缺血、缺氧、代谢抑制时，细胞质中ATP/ADP值下降，$I_{K(ATP)}$开放，同时腺苷和其他因子也释放，使心肌APD缩短，兴奋性亦下降。由于心脏$I_{K(ATP)}$的高密度分布及它的弱内向整流特性，在平台期$I_{K(ATP)}$可产生非常大的外向电流，不到其最大开放概率1%的情况下即可使心室APD缩短50%。心肌缺血时APD缩短，有利于降低心肌收缩性，减少缺血区能量消耗，从而保护心肌。然而，$I_{K(ATP)}$的这种缩短APD的效应也是缺血性心律失常发生机制之一。血管平滑肌细胞上的$I_{K(ATP)}$开放可使细胞超极化，钙内流减少，舒张血管。

第二节　作用于心血管系统钙、钾、钠离子通道的药物

一、作用于钙通道的药物

作用于钙通道的药物指钙通道阻滞药（calcium channel blocker）。钙通道阻滞药又称钙拮抗药，是选择性作用于电压依赖性钙通道，阻滞细胞外钙内流的一类药物。按化学结构的不同，钙通道阻滞药分为苯烷胺类，代表药维拉帕米（verapamil）；二氢吡啶类，代表药硝苯地平（nifedipine）；地尔硫䓬类，代表药地尔硫䓬（diltiazem）。按药物研发进展及特点，又分为以下3代。

1. 第一代钙通道阻滞药　苯烷胺类的维拉帕米、二氢吡啶类的硝苯地平、地尔硫䓬类的地尔硫䓬自问世后立即成为治疗心血管疾病的一线药物，其疗效稳定，不良反应少，在抗心律失常、抗高血压及治疗心绞痛方面得到广泛应用。

2. 第二代钙通道阻滞药　该类药物是在二氢吡啶结构基础上发展而来的，对血管具有高度选择性，药物性质稳定、疗效确切，代表药物有非洛地平（felodipine）、尼莫地平（nimodipine）、尼群地平（nitrendipine）、尼卡地平（nicardipine）等。

3. 第三代钙通道阻滞药　在第二代药物基础上，除具有高度的血管选择性外，该类药物兼具$t_{1/2}$长、作用持久、不良反应少等特点，代表药物有氨氯地平（amlodipine）、拉西地平（lacidipine）等。

钙通道阻滞药与电压依赖性钙通道的相互作用，既取决于钙通道所处的状态，又与药物的理化性质密切相关。维拉帕米、地尔硫䓬具有亲水性，与激活状态的通道容易结合，降低通道开放的速率；维拉帕米与钙通道α亚基第4跨膜区的S_6细胞膜内侧结合，从细胞膜内侧阻断钙通道，因而在其发挥作用前必须通过钙

通道进入细胞。钙通道在单位时间内开放的次数越多（即心率越快），维拉帕米越容易进入细胞，对钙通道的阻滞作用也越强；反之，则不易进入细胞，对通道的阻滞作用也弱。二氢吡啶类药，如硝苯地平具有疏水性，主要与失活状态的通道相结合，延长其复活所需的时间。硝苯地平与钙通道 α 亚基的第 3、4 跨膜区的 S_6 细胞膜外侧端 P 区相连处结合，从细胞膜外侧阻滞钙通道，抑制失活状态的通道复活。因此，维拉帕米、地尔硫䓬阻滞钙通道的作用具有频率依赖性，房室传导阻滞作用强。硝苯地平对心脏的自主活动、心率和心脏传导影响较小，但该类药物的电压依赖性作用有利于其血管选择性，特别是对病变血管。

（一）药理作用与机制

1. 对心脏的作用

（1）负性肌力作用：钙通道阻滞药抑制细胞外钙经电压依赖性钙通道进入细胞内，从而降低细胞内游离 Ca^{2+} 浓度，呈现负性肌力作用。在不影响兴奋细胞除极情况下，它可明显降低心肌收缩性，使心肌兴奋-收缩脱偶联，降低心肌耗氧量。

钙通道阻滞药还能松弛血管平滑肌，降低血压，在整体动物中可引起交感神经活性反射性兴奋，抵消其部分负性肌力作用。这一效应以硝苯地平尤为明显，甚至表现为轻微的正性肌力效应（positive inotropic effect）。与其在离体条件下对心脏的作用不同。

（2）负性频率和负性传导作用：窦房结、房室结作为慢反应心肌细胞，其 0 相除极和 4 相缓慢除极由 Ca^{2+} 内流所引起，传导速度和自律性也由 Ca^{2+} 内流所决定。钙通道阻滞药能减慢房室结的传导速度，延长其有效不应期（effective refractory period，ERP），也能降低窦房结自律性，减慢心率，但在整体条件下，这种负性频率作用可被交感神经的反射性活性升高部分抵消，因此，钙通道阻滞药对窦性心动过速患者疗效欠佳。维拉帕米、地尔硫䓬的负性频率和负性传导作用最强，而硝苯地平对窦房结和房室结的作用较弱，甚至反射性使心率加快，对血管的舒张作用最强。

2. 对平滑肌的作用

（1）血管平滑肌：与心肌细胞相比，血管平滑肌的肌质网发育较差，血管收缩时所需要的 Ca^{2+} 主要来自细胞外，因此血管平滑肌对钙通道阻滞药的作用更为敏感。不同部位血管的平滑肌细胞膜通道、膜受体等分布不完全相同，对钙通道阻滞药的敏感性也不相同。

钙通道阻滞药能明显舒张血管，主要舒张动脉，对静脉影响较小。动脉中又以冠状动脉较为敏感，能舒张大的输送血管和小的阻力血管，增加冠状动脉流量及侧支循环量，对心绞痛有效。脑血管对钙通道阻滞药也较敏感，尼莫地平舒张脑血管作用较强，能增加脑血流量。钙通道阻滞药也舒张外周血管，解除痉挛，可用于治疗外周血管痉挛性疾病。

（2）其他平滑肌：钙通道阻滞药对支气管平滑肌的松弛作用较为明显，较大剂量还能松弛胃肠道、输尿管、子宫平滑肌。

3. 抗动脉粥样硬化作用

研究证实，Ca^{2+} 参与动脉粥样硬化的发生与发展，可促进平滑肌增生、脂质沉积和纤维化等，钙通道阻滞药通过以下几方面发挥抗动脉粥样硬化的作用。

（1）减少钙内流，减轻钙超载所造成的动脉壁损害。

（2）抑制平滑肌细胞增殖和动脉基质蛋白质合成，增强血管顺应性。

（3）抑制脂质过氧化，保护血管内皮细胞。

（4）硝苯地平可因增加细胞内 cAMP 含量，提高溶酶体酶对胆固醇酯的水解活性，促进动脉壁脂蛋白的代谢，降低细胞内胆固醇水平。

4. 对红细胞、血小板结构与功能的影响

（1）对红细胞影响：红细胞膜的稳定性与 Ca^{2+} 浓度密切相关。细胞内 Ca^{2+} 增加，膜脆性增加，在外界因素作用下容易发生溶血。因为红细胞膜富含磷脂成分，Ca^{2+} 可激活磷脂酶使磷脂降解，破坏红细胞膜结构。钙通道阻滞药通过抑制 Ca^{2+} 经电压依赖性钙通道内流，降低细胞内 Ca^{2+} 浓度，并保护钙、钠泵的活性，减轻钙超负荷对红细胞的破坏。

（2）对血小板活化的抑制作用：钙通道阻滞药可通过以下方面抑制血小板的活化。①血小板膜表面分布有电压依赖性钙通道，调节细胞外 Ca^{2+} 内流。②血小板被激活后，膜表面的钙通道开放，细胞内 Ca^{2+} 浓度升高，加速血小板膜受体暴露，促进血小板聚集。③钙通道阻滞药抑制 Ca^{2+} 内流，减少引发血小板聚集与活性产物的合成和释放。④钙通道阻滞药促进磷脂膜的合成，稳定血小板膜。

5. 对肾脏功能的影响

钙通道阻滞药可舒张血管，降低血压，不伴有水钠潴留。二氢吡啶类药物如尼卡地平、非洛地平在降低血压的同时，能明显增加高血压患者肾脏血流，几乎不影响肾小球滤过作用。此外，

其还有排钠利尿的作用。钙通道阻滞药对肾脏的这些作用，在合并肾功能障碍的高血压和心功能不全患者的治疗中具有十分重要的意义。

表 2-1　代表性钙通道阻滞药的主要药动学参数

参数	维拉帕米	地尔硫䓬	硝苯地平
口服吸收率（%）	>90	<90	<90
生物利用度（%）	20~35	40~50	50~60
血浆蛋白结合率（%）	90	80	95
$t_{1/2}$（h）	4~8	4~8	4~11
t_{max}（h）	1~2	3	0.5~1
清除率（L/h）	58	49	32

注：t_{max}.达峰时间

（二）体内过程

钙通道阻滞药口服吸收良好，吸收率均在 90% 以上。与硝苯地平相比，维拉帕米、地尔硫䓬的首过效应明显，生物利用度较低。几乎所有的钙通道阻滞药都在肝脏被氧化代谢为无活性或活性明显降低的物质，由肾脏排出。代表性钙通道阻滞药的主要药动学参数见表 2-1。

（三）临床应用

临床上，钙通道阻滞药主要用来防治心血管系统疾病，近年来也试用于其他系统疾病。

1. 心绞痛　钙通道阻滞药对各型心绞痛都有不同程度的疗效。

（1）变异型心绞痛：自发性心绞痛的一种，常在休息时如夜间或早晨发作，与活动无关，主要由冠状动脉痉挛引起，以硝苯地平疗效最佳。

（2）稳定型心绞痛：常见于冠状动脉粥样硬化患者，休息时并无症状，但在劳累、情绪激动、运动时心做功增加，血液供不应求，导致心绞痛发作。钙通道阻滞药可抑制心肌收缩，减少心肌氧耗；扩张冠状动脉，解除冠状动脉痉挛，改善心内膜下心肌的供血；扩张周围血管，降低血压，减轻心脏负荷；还能降低血黏度，抗血小板聚集，改善心肌微循环。维拉帕米、地尔硫䓬均可使用。

（3）不稳定型心绞痛：较为严重，介于稳定型心绞痛与急性心肌梗死和猝死之间的临床表现，昼夜均可发作，心绞痛症状频繁或持续时间延长，如果不恰当及时治疗，患者可能发展为急性心肌梗死。本病主要由动脉粥样硬化斑块形成或破裂及冠状动脉张力增高引起。维拉帕米、地尔硫䓬疗效较好，硝苯地平宜与 β 受体拮抗药合用。

2. 心律失常　钙通道阻滞药对室上性心动过速，后除极触发活动所致的心律失常有良好疗效。

不同的钙通道阻滞药减慢心率的作用程度有差异。维拉帕米与地尔硫䓬减慢心率作用较明显，前者是治疗阵发性室上性心动过速的首选药。硝苯地平减慢心率作用较差，甚至可反射性加快心率，通常不用于抗心律失常。

3. 高血压　钙通道阻滞药是治疗高血压的一线药物。其中二氢吡啶类药物，如硝苯地平、尼卡地平、尼莫地平等扩张外周血管作用较强，可用于控制严重高血压患者。长期用药，可使全身外周阻力下降 30%~40%，肺循环阻力也下降，可适用于合并心源性哮喘的高血压危象患者。维拉帕米、地尔硫䓬可用于轻、中度高血压患者。

临床应用时应根据具体病情选择适当的药物，如对合并冠心病的患者，宜选用硝苯地平；合并脑血管病的患者，宜用尼莫地平；合并快速型心律失常患者，最好选用维拉帕米。钙通道阻滞药可单独应用，也可以与其他降压药物合用，如与 β 受体拮抗药普萘洛尔合用，可消除硝苯地平因扩血管所产生的反射性心动过速；也可与利尿药合用，以消除扩血管可能引起的水钠潴留，并增强疗效。

4. 脑血管疾病　尼莫地平能较显著舒张脑血管，增加脑血流量；治疗短暂性脑缺血发作、脑血栓形成及脑栓塞等。

5. 其他　钙通道阻滞药还可用于治疗外周血管痉挛性疾病、支气管哮喘、偏头痛，预防动脉粥样硬化等。

（四）不良反应与注意事项

由钙通道阻滞药引起的一般不良反应有颜面潮红、头痛、恶心等。维拉帕米、地尔硫䓬可引起房室传导阻滞及心肌收缩性下降，故禁用于严重心力衰竭及中、重度房室传导阻滞。硝苯地平的最常见不良反应是低血压，少数患者偶见心肌缺血症状加重，并可诱发心绞痛；与 β 受体拮抗药、强心苷合用时，应慎重。低血压患者禁用。

二、作用于钾通道的药物

作用于钾通道的药物又称钾通道调控药（potassium channel modulator），包括钾通道阻滞药和钾通道开放药，通过阻滞或促进细胞内 K^+ 外流而产生各种药理作用。

1. 钾通道阻滞药（potassium channel blocker，PCB） 是一类可抑制 K^+ 通过膜通道外流的化合物，分为选择性和非选择性两类。选择性钾通道阻滞药主要有蜂毒明肽（apamin），可抑制平滑肌细胞、神经细胞、肝细胞膜上的钙激活钾通道；北非蝎毒素（charybdotoxin，CTX）、树眼镜蛇毒素（dendrotoxin，DTX）可选择性阻断瞬时外向钾电流；格列本脲（glibenclamide）选择性阻断 $I_{K (ATP)}$，常作为研究 $I_{K (ATP)}$ 的工具药。非选择性钾通道阻滞药主要是四乙基铵（tetraethylammonium，TEA）和 4-AP。TEA、4-AP 及其他氨基吡啶类药物能够阻滞钾通道，减少 K^+ 外流，膜除极，致 Ca^{2+} 内流增加，促进神经冲动引起的递质释放。4-AP 能诱发神经末梢释放 ACh、去甲肾上腺素、多巴胺等递质，可兴奋交感神经节，拮抗六烃季铵等的神经节阻断作用，拮抗筒箭毒碱、多黏菌素对神经肌肉接头的阻断作用，并对家兔自身免疫性重症肌无力有效，也可解救急性镁中毒。4-AP 具有中枢兴奋作用，能拮抗麻醉药、镇静催眠药的中枢抑制作用。4-AP 能诱发小鼠激怒反应，在家兔脑室内注射可诱发反复发作的惊厥，因此可用于建立筛选抗精神病药和抗癫痫药的动物模型。近年发现 4-AP 能诱发小鼠舔体反应，这与它促进皮肤增生细胞释放组胺有关，并以此建立了一种筛选抗过敏药与止痒药的动物模型。临床上 4-AP 主要用于对抗肌松药过量引起的肌肉麻痹，也用于治疗重症肌无力。4-AP 可用于解除氯胺酮、地西泮、苯巴比妥等对中枢的抑制作用，也可用于阿尔茨海默病。

磺酰脲类钾通道阻滞药如甲苯磺丁脲、格列本脲等能特异地阻滞胰岛 B 细胞膜上的 $I_{K (ATP)}$，使膜除极，电压依赖性钙通道开放而增加细胞内 Ca^{2+} 浓度，促使 B 细胞分泌胰岛素，临床上可用于治疗轻、中度糖尿病。

新型Ⅲ类抗心律失常药，如伊布利特、阿兹利特等均为特异性钾通道阻滞药，详见第三章。

2. 钾通道开放药（potassium channel opener，PCO） 是选择性作用于钾通道，促进 K^+ 外流的一类药物。目前合成的钾通道开放药都作用于 $I_{K (ATP)}$。

钾通道开放药的药理作用与临床应用有以下几个方面。

（1）抗高血压作用：钾通道开放药可开放血管平滑肌细胞钾通道，使细胞膜超极化，舒张血管，发挥抗高血压的作用。钾通道开放药对正常和高血压动物的降压作用比钙通道阻滞药强，增加肾血流量作用也较强。吡那地尔（pinacidil）、色满卡林（cromakalim）均为临床有效的抗高血压药，均可有效地扩张小动脉，与其他药物合用可减少不良反应，提高疗效。

（2）抗心绞痛及抗心肌梗死作用：钾通道开放药具有扩张冠状动脉、防止心肌顿抑、缩小梗死面积、模拟缺血预适应等作用。尼可地尔具有 $I_{K (ATP)}$ 开放和增加细胞内 cGMP 的双重作用机制，降低心脏前、后负荷，同时高选择性地舒张冠状动脉，改善心脏血供。尼可地尔也可直接作用于心肌，具有保护心肌和抗心绞痛的作用。尼可地尔对闭塞性和非闭塞性冠状动脉均有扩张作用，对闭塞性冠状动脉的扩张作用较硝酸异山梨酯强，其缓解冠状动脉痉挛的作用优于硝苯地平。治疗稳定型心绞痛的疗效优于钙通道阻滞药、β 受体拮抗药。尼可地尔用于心肌梗死，可减少不可逆性心肌梗死面积，阻止或逆转梗死后游离脂肪酸及 CO_2 增加、O_2 及腺苷酸下降。口服吸收迅速而完全，生物利用度高达 75%～100%，蛋白结合率约 75%，对肝、肾功能不全患者和老年人无明显的药动学改变，肝药酶诱导剂和抑制剂也不影响其代谢，主要不良反应为头痛，约 5% 患者不能耐受。

（3）心肌保护作用：钾通道开放药能直接激活缺血心肌 $I_{K (ATP)}$，使膜超极化，恢复紊乱的电解质（主要是 K^+）及电生理平衡，降低能耗，减轻钙超载和自由基损伤而具有心肌保护作用。尼可地尔既可保护缺血的心肌细胞，又可减轻再灌注造成的心肌损伤。吡那地尔、色满卡林对心肌缺血也有保护作用。

（4）抗心律失常：钾通道开放药可对抗缺血性心律失常，在发挥心肌保护作用的同时往往易致心律失常或对缺血性心律失常无效，这可能与增加 K^+ 外流致 APD、ERP 缩短有关。

钾通道开放药对 APD 延长所致的早期后除极、触发活动及其诱发的多型性快速型心律失常如尖端扭转型室性心动过速有效，主要通过缩短 APD，减轻细胞内 Ca^{2+} 超负荷发挥抗心律失常作用。

（5）CHF：尼可地尔可降低安静、运动时的左、右心室负荷，增加 CHF 患者的心排血量，对外周动脉压的影响较小，心率轻度增加。比卡林能明显增加左室射血分数和搏出量，降低总外周阻力，对缺血性心脏病和 CHF 有良好效果。

（6）其他：钾通道开放药也具有扩张脑血管作用。在抗高血压、心绞痛、心肌梗死、心律失常、CHF 等疾病方面，钾通道开放药具有钙通道阻滞药的相似效应。目前尚未大规模用于临床治疗，但随着对钾通道开放药研究的不断深入，钾通道开放药将成为治疗心血管系统疾病的重要手段。

三、作用于钠通道的药物

钠通道阻滞药在临床上除用于局部麻醉（如利多卡因、普鲁卡因等）外，还是一类重要的抗心律失常药，即Ⅰ类抗心律失常药，如奎尼丁、普罗帕酮、苯妥英钠等，详见第三章。

【思考题】

1. 简述钙通道阻滞药的药理作用及临床应用。
2. 比较硝苯地平、维拉帕米、地尔硫草的作用特点。
3. 简述钾通道阻滞药的药理作用及临床应用。

【案例分析】

患者，男，56岁，近1个月来每天午睡或夜间1:00发生胸骨后压迫性疼痛，每次持续约20min，含硝酸甘油5min缓解，临床诊断：变异型心绞痛。

问题：

（1）除硝酸甘油外，该患者可使用何种心血管系统离子通道药物治疗？

（2）该药物具有哪些心血管系统的药理作用？

（张　喆）

第三章　抗心律失常药

【教学目标】
1. 掌握心律失常发生的机制；抗心律失常药作用机制；常见心律失常的临床选药。
2. 熟悉常见抗心律失常药的分类及其代表药物的药理作用、临床应用和不良反应。
3. 了解其他抗心律失常药的作用特点。

【教学重点】
1. 心律失常发生的机制。
2. 抗心律失常药的分类、作用机制。
3. 常见类型心律失常的首选药物。

【教学难点】
1. 正常心肌细胞的电生理特性。
2. 心律失常发生的机制。
3. 抗心律失常药的作用机制。

心律失常（arrhythmias）即心脏搏动的频率和（或）节律异常。心律正常时，心脏协调而有规律地收缩舒张，顺利地完成泵血功能；心律失常时，心肌电活动异常可使心脏泵血功能发生障碍，出现严重症状。一般心律失常按频率分为两种，即缓慢型心律失常和快速型心律失常。前者常见的有窦性心动过缓、传导阻滞等，可用阿托品、异丙肾上腺素治疗。后者则发病机制和治疗都较复杂。本章讲述的抗心律失常药主要针对快速型心律失常患者，这些药物通过作用于心肌细胞的离子通道或受体，从而影响心肌细胞膜对 Na^+、Ca^{2+}、K^+ 的通透性，使心脏恢复正常节律。

奎尼丁（quinidine）是临床上最早应用的抗心律失常药物。经过多年的探索与研究，20 世纪 60 年代研究人员发现的 β 受体拮抗药和钙通道阻滞药除具有抗心绞痛、抗高血压等作用外，还有抗心律失常作用，并成为目前治疗心血管系统疾病的重要药物之一。近年来，作用于钾通道的药物在抗心律失常方面也有较大发展，出现许多新型的钾通道阻滞药。值得注意的是，这些药物在治疗心律失常的同时，也可引起不同类型的不良反应，甚至导致新的心律失常等。因此，正确合理应用抗心律失常药要基于对正常心肌细胞电生理特性、心律失常的发生机制和药物作用机制的深刻认识。

第一节　心律失常的电生理学基础

一、正常心肌细胞电生理特性

按照电生理特性，心肌细胞可分为两类：一类为工作细胞，包括心房肌、心室肌，主要起机械收缩作用，具有收缩性、兴奋性、传导性，无自律性；另一类为自律细胞，是一类特殊分化的心肌细胞，包括 P 细胞（起搏细胞）、浦肯野细胞，可自动产生节律，具有自律性、兴奋性、传导性，但无机械的收缩性。无论是工作细胞还是自律细胞，其电生理特性都与细胞上的离子通道活动密切相关，跨膜离子电流与静息膜电位和动作电位的关系见图 3-1。

1. 兴奋性（excitability）　指心肌细胞受到刺激后产生动作电位（兴奋）的能力。静息膜电位绝对值减小或阈电位水平下降均能提高心肌兴奋性。

2. 自律性（automaticity）　指部分心肌细胞在没有外来刺激的条件下，能够自动地发生节律性兴奋的特性。动作电位 4 相自动除极速率决定自律性。根据动作电位 0 相除极的速度及超射幅度，可将心肌细胞分为快反应自律细胞（位于心房传导组织、房室束、浦肯野纤维）、慢反应自律细胞（位于窦房结、房室结）。快反应自律细胞 4 相自动除极速率主要由起搏 Na^+ 电流决定，慢反应自律细胞 4 相自动除极的离子基础，目前认为由 Ca^{2+} 内流所决定。

3. 传导性（conductivity）　是指心肌细胞膜的任何部位产生的兴奋，不但可以沿整个细胞膜扩散，而且可以通过细胞间缝隙连接通道传导到另一个心肌细胞，从而引起整个心脏的兴奋和收缩。动作电位 0 相除极速率决定传导性。快反应自律细胞 0 相除极是由 Na^+ 内流决定，慢反应自律细胞 0 相除极是由 Ca^{2+} 内流决定，抑制 Na^+ 内流或 Ca^{2+} 内流可抑制传导速度。

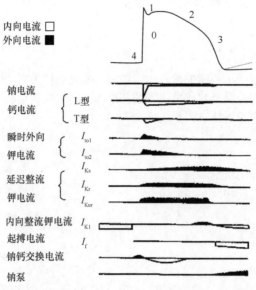

图 3-1　心肌细胞跨膜离子电流与静息膜电位、动作电位的关系

二、心律失常的发生机制

窦房结是心脏的正常起搏点，窦房结的兴奋沿着正常传导通路依次传导下行，直至整个心脏兴奋，完成一次正常的心脏节律。这其中的任一环节发生异常，都可能产生心律失常。

1. 冲动形成障碍

（1）正常自律机制改变：正常自律活动只见于具有自律性的心肌细胞中，常受自主神经、电解质、缺氧、心肌牵张等因素的影响。正常自律机制改变是指参与正常舒张期自动除极的起搏电流动力学和电流大小的改变而引起的自律性变化。

（2）异常自律机制形成：是指非自律性心肌细胞在某些条件下出现异常自律性，如工作肌细胞在缺血、缺氧时也可出现自律性。它的发生可能是由于损伤造成细胞膜通透性增加和静息膜电位绝对值降低。这种异常自律性向周围组织扩散就会出现心律失常。

2. 触发活动（triggered activity）　指冲动的形成是由紧接着一个动作电位后的第二次阈值除极即后除极（after-depolarization）所造成，后除极按照出现时间可分为以下 2 种。

（1）早期后除极（early after-depolarization，EAD）：是一种发生在完全复极化之前的后除极，常见于 2、3 相复极化中，因膜电位不稳定而产生的振荡性除极。诱发早期后除极的因素有药物、低血钾等。最常见的是 Q—T 间期延长产生的尖端扭转型心律失常。

（2）延迟后除极（delayed after-depolarization，DAD）：是细胞内钙超载情况下，发生在动作电位完全或接近完全复极化时的一种短暂的振荡性除极。诱发延迟后除极因素有强心苷中毒，细胞外高钙、低钾等。

3. 冲动传导障碍　最常见折返激动（reentrant excitation），即一次冲动下传后，又顺着另一环形通路折回而再次兴奋原已兴奋过的心肌，折返激动是引起快速型心律失常的重要机制之一。对钠通道抑制作用较强的药物易诱发折返激动。产生折返激动必须具备以下几个条件。

（1）存在解剖学及生理学上的环形通路，通路的长度应大于冲动的"波长"。

（2）单向传导阻滞（unidirectional conduction block）。

（3）折回的冲动落在原已兴奋心肌的不应期之外。

4. 心律失常发生的分子机制　长 Q—T 间期综合征是目前已被肯定由基因缺陷引起的心肌复极异常的疾病，表现为心电图 Q—T 间期延长并发生恶性心律失常性晕厥及猝死。现已鉴定出 LQTS 的 3 个突变基因：第 3 号染色体上的 *SCN5A* 基因，编码心肌钠通道；第 7 号染色体上的 *HERG* 基因，编码 Ikr 通道；第 11 号染色体上的 *KVLQT1* 基因，编码 I_{Ks} 通道。以上基因突变造成通道功能异常，心肌复极化减慢可导致 Q—T

间期延长。Ⅲ类抗心律失常药大多选择性阻断 I_{Kr} 通道，也可导致 Q—T 间期延长。

第二节　抗心律失常药物分类

常用的抗心律失常药物作用于离子通道影响心肌电活动，可通过以下几方面产生抗心律失常作用：第一，阻滞钠通道；第二，阻断心脏的β受体；第三，延长 ERP；第四，阻滞钙通道。Vaughan Williams 分类法根据药物作用的电生理学特点，将抗心律失常药物归纳成以下四大类。

1. Ⅰ类　钠通道阻滞药，又分为三个亚类：①Ⅰa类，以奎尼丁为代表药物；②Ⅰb类，以利多卡因为代表药物；③Ⅰc类，以普罗帕酮、氟卡尼为代表药物。

2. Ⅱ类　β受体拮抗药，代表药物为普萘洛尔。

3. Ⅲ类　延长 APD 药物，代表药物为胺碘酮、索他洛尔。

4. Ⅳ类　钙通道阻滞药，代表药物为维拉帕米、地尔硫䓬。

第三节　临床常用抗心律失常药

一、Ⅰ类　钠通道阻滞药

（一）Ⅰa 类药

Ⅰa类药适度阻滞钠通道，降低 0 相上升速率，并可不同程度地抑制心肌细胞膜 K^+、Ca^{2+} 通透性，延长复极化过程，以 ERP 更为显著。本类药物有膜稳定作用，还具有一定的局部麻醉作用。

奎　尼　丁

奎尼丁（quinidine）是从植物金鸡纳（*Cinchona ledgeriana*）树皮中获取的一种生物碱，为抗疟药物奎宁的右旋体。金鸡纳制剂常用于治疗疟疾，在 1918 年发现一名疟疾兼心房颤动患者被治愈，随后有研究证明金鸡纳生物碱具有抗心律失常的作用，其中以奎尼丁最强，它对心脏的作用比奎宁强 5～10 倍。

【药理作用】　奎尼丁的基本作用是结合心肌细胞膜上的钠通道，阻滞钠内流。低浓度即可阻滞 I_{Na}、I_{Kr}，高浓度尚具有阻滞 I_{Ks}、I_{K1}、I_{to}、L 型钙电流（I_{Ca-L}）作用。此外，还具有明显的抗胆碱和阻断外周血管 α 受体作用。

1. 降低自律性　奎尼丁阻滞钠通道，可降低浦肯野纤维的自律性及心肌工作细胞的异常自律性，对正常窦房结影响较小，对病态窦房结综合征（简称病窦综合征）患者则明显降低其窦房结自律性。

2. 减慢传导　奎尼丁能降低心房肌、心室肌、浦肯野纤维等的 0 相上升最大速率，减慢传导速度。可使单向传导阻滞变为双向传导阻滞，消除折返激动引起的心律失常。此药的抗胆碱作用虽减慢心房肌的传导性，却加快房室结的传导性。应用奎尼丁治疗心房扑动或心房颤动时，由于房室结的传导加快，可能出现心室率加快，所以在应用奎尼丁前先服用强心苷类药物，减慢房室结传导，防止心室率过快。

3. 延长不应期　奎尼丁阻滞钾通道，减少 K^+ 外流，延长心房、心室、浦肯野纤维的 APD 和 ERP。心电图显示 Q—T 间期延长。该药有负性频率作用，可使心率减慢，这是该药致心律失常机制之一。当心肌局部缺血时，由于浦肯野纤维的不应期缩短或不一致，造成邻近细胞复极不均一而形成折返，奎尼丁延长 ERP 并使其均一化，从而消除折返激动引起的心律失常。

4. 其他　该药还可减少 Ca^{2+} 内流，具有负性肌力作用。

【体内过程】　口服后几乎全部被胃肠道吸收，生物利用度个体差异大，为 44%～98%。肌内注射吸收不规则。口服后 1～2h 血药浓度达峰值，生物利用度为 70%～80%，血浆蛋白结合率约为 80%，组织中药物浓度较血药浓度高 10～20 倍，心肌组织中浓度尤高。本药主要经过肝脏 P450 氧化代谢，部分代谢物仍有药理活性。其代谢物及原型主要经肾排泄，通过肾小球滤过，在酸性尿液中排泄量增加。血液透析可促使原型药及代谢产物清除。约 5%原型可经粪便排出，乳汁及唾液也有少量排出。消除 $t_{1/2}$ 为 5～7h，有效血药浓度为 2～5μg/mL，中毒血浓度为 8μg/mL。

【临床应用】　奎尼丁属于广谱抗心律失常药，可用于治疗多种快速型心律失常，如用于心房颤动（atrial fibrillation）、心房扑动（atrial flutter）、室上性心动过速（supraventricular tachycardia）和室性心动过速（ventricular tachycardia）的转复和预防，以及频发室上性和室性期前收缩（ventricular premature beat）的治疗，是最重要的心律失常转复药物。对于心房颤动、心房扑动患者目前多采用电转律法，奎尼丁可用于电转律后防止复发。

【不良反应与注意事项】 用药初期，常见胃肠道反应如恶心、呕吐、腹泻等。长时间用药，可出现"金鸡纳反应"（cinchonine reaction），表现为头痛、头晕、耳鸣、腹泻、恶心、视物模糊等症状。奎尼丁心脏毒性较为严重，中毒浓度可致房室及室内传导阻滞，导致浦肯野纤维出现异常自律性造成室性心动过速或心室颤动。奎尼丁晕厥（quinidine syncope）或猝死则是最严重的不良反应，少见，发作时患者意识突然丧失，伴有惊厥，出现阵发性心动过速，甚至心室颤动而死。奎尼丁阻断 α 受体，扩张血管，减弱心肌收缩力，可引起低血压。每次服用本药前应检查心率、血压，注意心率变化，若出现明显心率减慢（<60 次/分）、收缩压下降（<12kPa）、Q—T 间期延长（>30%），应及时停药。

【药物相互作用】 奎尼丁可使地高辛血清浓度增至中毒水平，也可升高洋地黄毒苷血清浓度，故与其合用时应监测血药浓度及调整用量；与华法林合用时可竞争性结合血浆蛋白，使其抗凝血作用增强；与钾制剂合用时，奎尼丁药效增强，低血钾时反之；与 β 受体拮抗药合用时，奎尼丁可加重对窦房结及房室结的抑制作用。此外，西咪替丁、钙通道阻滞药可减慢奎尼丁在肝脏的代谢。肝药酶诱导剂苯巴比妥能加速奎尼丁在肝中的代谢，应加量以维持有效血药浓度。乙酰唑胺、抗酸药、碳酸氢盐等可碱化尿液，增加肾小管对奎尼丁的重吸收，以致治疗量就出现毒性反应。

普鲁卡因胺

普鲁卡因胺（procainamide）是局部麻醉药普鲁卡因的酰胺型化合物，自 20 世纪 50 年代起被用于心律失常的治疗。普鲁卡因胺对室性心律失常的疗效优于奎尼丁，但对心房颤动、心房扑动的转复作用不如奎尼丁。

【药理作用】 普鲁卡因胺对心脏自律性、传导性、兴奋性及膜反应作用，与奎尼丁相似，但无明显阻断胆碱或α受体的作用。它可抑制浦肯野纤维的自律性；在治疗浓度下即能降低快反应细胞动作电位 0 相上升最大速率与振幅，减慢传导速度，有利于使单向传导阻滞变为双向传导阻滞，从而取消折返激动，产生抗心律失常的作用；可延长心房、心室及浦肯野纤维的 APD 及 ERP，表现为相对延长 ERP。普鲁卡因胺以抑制房室结以下传导系统为主，对房性心律失常作用较差。

【体内过程】 口服吸收迅速而完全，45～90min 血药浓度达峰值，肌内注射后 15～60min 达峰值。生物利用度约 75%。有效血药浓度为 4～10μg/mL，约 20% 与血浆蛋白结合，体内分布广，但不易进入脑组织，表观分布容积为 2L/kg。几乎全部经肝脏乙酰化代谢成为仍具活性的 N-乙酰普鲁卡因酰胺（NAPA），NAPA 也具有抗心律失常活性，几乎全部从尿中排出。消除 $t_{1/2}$ 为 3～3.5h。

【临床应用】 与奎尼丁相似，普鲁卡因胺主要用于室性心动过速治疗，起效快，静脉注射或滴注可用于抢救危急病例。对室上性心律失常也有效，但不作为首选药。

【不良反应与注意事项】 口服可出现恶心、呕吐、腹泻等胃肠道反应。静脉给药可引起低血压。大剂量有心脏抑制作用；也可见过敏反应，出现皮疹、药物热、白细胞减少、肌痛等。中枢系统不良反应为幻觉、精神失常等。长期应用，少数患者出现红斑狼疮，血清抗 DNA 抗体阳性。其他少见的有神经、肝、肾、肌肉等系统的障碍。

用药期间应要连续观察血压和心电图变化，肾功能不全时应及时减量。

丙 吡 胺

丙吡胺（disopyramide），又名吡二丙胺、达舒平，于 1967 年用于治疗心律失常，药理效应与奎尼丁、普鲁卡因胺相似。

【药理作用】 丙吡胺的电生理类似奎尼丁，具有抑制快 Na^+ 内流作用，抑制浦肯野纤维 4 相除极速率而降低自律性，抑制快反应细胞 0 相上升速率，减慢传导，延长心房、心室 APD 及 ERP，且二者延长程度相同；具有明显的抗胆碱作用，进一步延长 APD、ERP。

【体内过程】 口服后 80%～90% 被吸收，吸收良好，生物利用度甚高，0.5～3h 血药浓度达高峰，其血浆蛋白结合量具有剂量依赖性。治疗血药浓度为 2～4μg/mL。表观分布容积为 1.0L/kg。该药主要由肾脏排泄，其中 40%～60% 为原型，35% 为肝脏降解后的代谢产物。药物可通过胎盘屏障，也可通过乳汁分泌。消除 $t_{1/2}$ 为 6～9h。

【临床应用】 丙吡胺主要用于治疗室性期前收缩，室上性、室性心动过速。对心肌梗死引起的心律失常也有效。可用于其他药物无效的危及生命的室性心律失常。

【不良反应与注意事项】 抗胆碱作用是丙吡胺最常见的不良反应，如口干、便秘、尿潴留、视物模糊等；也可引起低血压、心脏抑制、Q—T 间期延长，易产生尖端扭转型心律失常。可出现胆汁淤积或肝功能不全。粒细胞减少、失眠、精神抑郁或失常、低血糖、阳痿、水潴留、静脉注射时血压升高、过敏性皮疹、光敏性皮炎、潮红及紫癜偶有发生。

左心室功能不全、房室传导阻滞患者慎用。用于心房颤动或心房扑动时，为避免增加心室率，可先使用强心苷。丙吡胺可增强华法林抗凝作用。与肝药酶诱导剂苯妥英钠合用时，可降低苯妥英钠的血药浓度。

（二）Ⅰb类药

Ⅰb类药轻度阻滞钠通道，轻度降低0相上升速度，抑制4相Na^+内流，降低自律性；促进K^+外流，缩短动作电位复极过程，且以缩短APD更显著，相对延长ERP；本类药物具有膜稳定或局部醉麻作用。

利 多 卡 因

利多卡因（lidocaine）是可卡因的一种衍生物，具有局部麻醉作用，1963年开始用于治疗心律失常，是目前防治急性心肌梗死时室性期前收缩、室性心动过速、心室颤动的首选药。

【药理作用】 利多卡因抑制浦肯野纤维和心室肌细胞的Na^+内流，促进K^+外流。该药对$I_{K (ATP)}$也有明显抑制作用。

1. 对自律性的影响 利多卡因能够降低动作电位4相除极斜率，提高兴奋阈值，降低心肌自律性。在治疗量下，可降低浦肯野纤维的自律性，对窦房结没有影响，仅在其功能失常时，如患病窦综合征时才有抑制作用。

2. 对传导性的影响 利多卡因对传导速度的影响比较复杂。治疗量下，对希-浦系统的传导速度没有影响，但在细胞外K^+浓度较高时，则减慢传导；在心肌梗死区缺血的浦肯野纤维，此药可抑制Na^+内流，减慢传导，防止折返激动发生；相反，当细胞外K^+浓度较低或心肌组织损伤使心肌部分除极时，利多卡因可促进3期K^+外流，引起超极化，加快传导，也可改善单相传导阻滞而中止折返激动。高浓度下，利多卡因明显抑制0相上升速率而减慢传导。

3. 对APD及ERP的影响 利多卡因缩短浦肯野纤维及心室肌的APD、ERP，且缩短APD更为显著，故为相对延长ERP。

【体内过程】 口服后虽吸收良好，但肝脏首过效应明显，导致生物利用度低，仅1/3进入血液，难以达到临床有效血药浓度，故需经静脉注射给药。静脉注射给药作用迅速，作用维持10～20min。在血中有70%与血浆蛋白结合，体内分布广泛，表观分布容积为1L/kg。有效血药浓度为1～5μg/mL。本药90%经肝脏代谢，代谢物单乙基甘氨酰二甲苯胺（monoethylglycinexylidide，MEGX）、甘氨酰二甲苯胺（glycinexylidide，GX）同样具有药理活性。原型与代谢产物均经肾排泄，原型占10%。消除$t_{1/2}$为2h。

【临床应用】 利多卡因作为窄谱抗心律失常药，主要适用于因急性心肌梗死、外科手术、洋地黄中毒、心导管术等所致急性室性心律失常，包括室性期前收缩、室性心动过速、心室颤动，亦可用于心肌梗死急性期，以预防心室颤动的发生。利多卡因对室上性心律失常疗效较差。

【不良反应与注意事项】 不良反应主要表现为中枢神经系统症状，尤其肝功能不良患者静脉注射过快，可出现头昏、嗜睡或激动不安、感觉异常等，需减药或停药。剂量过大还可引起心率减慢、房室传导阻滞和低血压，应及时停药，必要时用阿托品、异丙肾上腺素或起搏器治疗。

Ⅱ、Ⅲ度房室传导阻滞患者禁用。心力衰竭、肝功能不全者长期滴注后可产生药物蓄积，儿童或老年人应适当减量。西咪替丁可增加利多卡因的血药浓度。与其他抗心律失常药，如奎尼丁、普鲁卡因胺及普萘洛尔合用时，疗效及毒性均增加。有报道称，与普萘洛尔合用可引起窦房结停顿。与普鲁卡因胺合用，可产生一过性谵妄与幻觉。

苯 妥 英 钠

苯妥英钠（phenytoin sodium）为乙内酰脲类抗癫痫药，可用于治疗复杂部分性发作、单纯部分性发作等，也具有抗心律失常作用，目前已成为临床治疗强心苷中毒所致快速型心律失常的首选药物。

【药理作用】 与利多卡因类似，苯妥英钠仅对希-浦系统发生影响。它可降低正常及部分除极的浦肯野纤维4相自发除极化速率，降低其自律性；促进K^+外流，缩短APD、ERP，相对延长ERP。苯妥英钠对窦房结传导性无明显影响，但能增加房室结0相除极化速率，加快其传导，可对抗强心苷中毒所致房室传导阻滞。苯妥英钠还可加快强心苷中毒引起的浦肯野纤维0期除极减慢，改善传导。

【体内过程】 苯妥英钠口服吸收慢且不完全，8～12h血药浓度达峰值。有效血药浓度为5～20μg/mL。生物利用度为60%～80%，血浆蛋白结合率约80%，主要在肝脏水解灭活。

【临床应用】 苯妥英钠主要用于治疗室上性或室性期前收缩、室性心动过速，特别对强心苷中毒引起的室性心律失常有效；亦可用于心肌梗死、心脏手术、心导管术等所引发的室性心律失常；对心房扑动、心房颤动、室上性心律失常也有效，但治疗心房扑动、心房颤动时须注意该药可改善房室结传导而加快心室率。

【不良反应与注意事项】 不良反应常见中枢神经系统症状，如头昏、眩晕、震颤、共济失调等，这些反应往往是可逆的，一旦停药很快消失，严重者会出现呼吸抑制。偶见颈部或腋部淋巴结肿大、发热或皮疹、白细胞减少、紫癜。罕见报道可导致双眼中毒性白内障、闭经、小脑损害或萎缩。快速静脉注射容易引起低血压，高浓度可引起心动过缓。在低血压或心肌抑制时应慎用，窦性心动过缓，Ⅱ、Ⅲ度房室传导阻滞者禁用。妊娠期妇女用药可使胎儿畸形，禁用。肝药酶抑制剂异烟肼、氯霉素、西咪替丁可抑制苯妥英钠代谢，提高其血药浓度，相反，肝药酶诱导剂抗癫痫药卡马西平可加快苯妥英钠的清除，导致药效降低。

美 西 律

美西律（mexiletine），又名慢心律、脉律定，化学结构和细胞电生理效应与利多卡因相似，对静脉注射利多卡因有效者更为适宜，常用于维持利多卡因的疗效。美西律可以抑制心肌细胞 Na^+ 内流，降低浦肯野纤维自律性，提高阈电位；降低动作电位 0 相除极速度，缩短浦肯野纤维和心室肌 APD、ERP，相对延长 ERP。

美西律口服吸收迅速而完全，生物利用度为 90%，3h 血药浓度达峰值，作用维持 8h。在体内分布广泛，血浆蛋白结合率为 60%。表观分布容积为 5～7L/kg，有效血药浓度为 0.5～2μg/mL，主要在肝内代谢灭活，约 10%以原型由肾排泄，尿 pH 显著异常可以减慢药物清除速度，如酸性尿加快其清除速度，碱性尿减慢其清除速度。消除 $t_{1/2}$ 约 12h。

临床应用与利多卡因相同，主要用于室性心律失常，特别对心肌梗死后急性室性心律失常有效。20%～30%患者口服发生不良反应。不良反应与剂量相关，可出现胃肠道不适、恶心、呕吐等。长期口服有中枢神经系统症状，如震颤、共济失调、复视、精神失常等。房室传导阻滞、窦房结功能不全、心室内传导阻滞、有癫痫史、低血压或肝病者慎用。心源性休克和有Ⅱ或Ⅲ度房室传导阻滞、病窦综合征者禁用。

（三）Ⅰc 类药

Ⅰc 类药明显阻滞心肌细胞钠通道，显著降低动作电位 0 相上升速率和幅度，减慢传导的作用最明显，代表药物氟卡尼具有很强的钠通道抑制能力，在消除冲动形成及传导异常上均有作用。

普 罗 帕 酮

【药理作用】 普罗帕酮（propafenone），又名心律平，通过抑制快 Na^+ 内流而发挥作用。普罗帕酮抑制 0 期及舒张期 Na^+ 内流的作用强于奎尼丁，可减慢心房、心室和浦肯野纤维传导。降低浦肯野纤维自律性，延长 APD、ERP，但对复极过程影响弱于奎尼丁。此外，还有轻度的 β 受体阻断作用和慢钙通道的阻滞作用。

【体内过程】 口服吸收良好，约 30min 起效，2～3h 作用达高峰，作用持续 8h 以上。初期给药肝脏首过效应明显，生物利用度为 4.8%～23.5%；长期给药后，首过效应减弱，生物利用度明显升高，有效血药浓度为 0.2～3.0μg/mL，有效血药浓度个体差异较大，血浆稳态浓度与剂量呈非线性关系，剂量增加 3 倍，血药浓度可增加 10 倍。血浆蛋白结合率为 95%。药物主要在肝脏代谢，代谢产物 5-羟-普罗帕酮有药理活性，99%以代谢物形式经尿排出，约 1%原型经肾脏排出。消除 $t_{1/2}$ 为 3～6h。

【临床应用】 普罗帕酮主要适用于室性期前收缩、阵发性室性心动过速。其次为室上性心律失常，包括房性期前收缩、阵发性室上性心动过速及预激综合征伴室上性心动过速、心房扑动或心房颤动，但对心房颤动或心房扑动效果较差。

【不良反应与注意事项】 常见消化道反应，如恶心、呕吐、味觉改变等。偶见房室传导阻滞、CHF 加重、直立性低血压等。由于普罗帕酮减慢传导程度超过延长 ERP 程度，易致折返，引发新的心律失常。心电图 QRS 间期延长 20%以上或 Q—T 间期明显延长者，宜减量或停药。

一般不宜与其他抗心律失常药合用，以避免相互作用加强而致心脏抑制。窦房结功能障碍，严重房室传导阻滞、心源性休克者禁用；严重的心动过缓，肝、肾功能不全，明显低血压患者慎用；严重心肌损害者慎用。

氟 卡 尼

氟卡尼（flecainide）对钠通道的抑制及对最大上升速率抑制作用强于Ⅰa、Ⅰb 类药物，明显减慢心肌细胞 0 相最大上升速率并降低振幅。减慢心脏传导，降低自律性。该药对 I_{Kr}、I_{to}、I_{Ks} 均有抑制作用，明显延长心房和心室肌 APD。此外，对 $I_{K\,(ATP)}$ 也有抑制作用。

氟卡尼口服吸收良好，生物利用度达 90%，2～4h 血药浓度达峰值，有效血药浓度为 0.2～1μg/mL。血浆蛋白结合率约 40%，主要在肝中代谢，其代谢产物有活性。约 25%以原型经肾排泄。消除 $t_{1/2}$ 为 12～20h，肾功能不全者 $t_{1/2}$ 超过 20h。

氟卡尼属广谱治疗快速型心律失常药，可用于治疗室性心律失常，包括室性期前收缩、室性心动过速，也可用于室上性期前收缩、室上性心动过速、心房扑动、心房颤动、预激综合征合并室上性心动过速患者。

用药过程中致心律失常发生率较高，因此不作为常用药物，临床主要用于顽固性心律失常或其他抗心律失常药无效时使用。

不良反应有头晕、乏力、恶心、震颤等。该药致心律失常作用较多，主要和抑制 I_{Na} 及 I_{Kr} 过强有关，可引起室性心动过速或期前收缩、房室传导阻滞、诱发折返性心律失常和 Q—T 间期延长综合征。老年人、心力衰竭及肾功能不全时应酌情减量。使用本药应避免同时给予丙吡胺或维拉帕米，以减少心脏毒性。CHF、病窦综合征患者慎用。房室传导阻滞、心源性休克者禁用。此外，氟卡尼不宜与奎尼丁或丙吡胺合用。

恩 卡 尼

恩卡尼（encainide），与氟卡尼结构相似，主要抑制钠通道，作用于浦肯野纤维抑制 4 相除极速率，降低其自律性，也可降低心房、心室及浦肯野纤维 0 相最大上升速度，减慢传导速度。对浦肯野纤维作用最强。

恩卡尼口服吸收迅速，1～2h 血药浓度达峰值，生物利用度为 40%～50%，分布容积为 4.0L/kg。几乎全部在肝脏中灭活代谢，部分代谢产物具有强烈的活性作用。消除 $t_{1/2}$ 为 3～4h。

恩卡尼为广谱抗快速型心律失常药，适用于室性心律失常，如室性期前收缩、阵发性室性心动过速；室上性心律失常，如室上性期前收缩、室上性心动过速，预激综合征合并的室上性心动过速、心房颤动等。

不良反应主要为中枢神经症状，如头晕、头痛、震颤等；有致心律失常作用，如室性心动过速、期前收缩或房室传导阻滞，与其过度抑制 I_{Na} 有关；肾功能不全应酌情减量；严重心力衰竭、心源性休克、病窦综合征、高度房室传导阻滞者禁用。西咪替丁可增加其血药浓度。

二、Ⅱ类　β受体拮抗药

β受体拮抗药能阻断肾上腺素能神经对心肌的β受体效应，同时具有阻滞钠通道和缩短复极过程的作用。表现为减慢 4 相舒张期除极速率而降低自律性，降低动作电位 0 相上升速率而减慢传导。

普 萘 洛 尔

【药理作用】　普萘洛尔（propranolol），又名心得安，可通过以下两个机制产生抗心律失常作用：第一，竞争性阻断β受体，有效拮抗β受体激活所引发的心脏生理反应如心率加快、心肌收缩力增强、房室传导速度加快等；第二，抑制 Na^+ 内流，产生膜稳定作用。

1. 降低自律性　降低窦房结、心房传导纤维及浦肯野纤维的自律性。尤其在运动、情绪激动时，作用更为明显。降低儿茶酚胺所致的延迟后除极而防止触发活动。

2. 对传导性的影响　阻断 β 受体的浓度并不影响传导速度。高浓度（如血药浓度达 100ng/kg 以上）可产生膜稳定作用，能明显减慢房室结及浦肯野纤维的传导速度，膜稳定作用是参与治疗的机制之一。

3. 对 APD 及 ERP 的影响　治疗浓度可缩短浦肯野纤维 APD 和 ERP；高浓度则延长之。对房室结 ERP 有明显的延长作用，联合减慢传导作用成为普萘洛尔抗室上性心律失常的作用基础。

【体内过程】　普萘洛尔口服吸收完全，但大量可被肝代谢而失活，生物利用度为 30%，2h 血药浓度达峰值。个体差异大，有效血药浓度波动大，为 0.05～0.9μg/mL。血浆蛋白结合率达 93%。分布容积约为 6L/kg。其亲脂性强，能透过血-脑脊液屏障而产生中枢反应。普萘洛尔也可进入胎盘。普萘洛尔在肝脏广泛代谢，甲状腺功能亢进患者药物代谢及机体清除率增加。90%以上经肾排泄，尿中原型药仅占不到 1%，少量药物可以经乳汁分泌。普萘洛尔不能经透析清除。消除 $t_{1/2}$ 为 3～4h，肝功能受损时明显延长。

【临床应用】　普萘洛尔主要用于室上性心律失常，尤其适用于交感神经兴奋性过高、甲状腺功能亢进及嗜铬细胞瘤等引起的窦性心动过速。也可用于心肌梗死患者，可减少心律失常的发生，缩小心肌梗死范围，降低死亡率。普萘洛尔还可用于由于运动或情绪激动所引发的室性心律失常，减少肥厚型心肌病所致的心律失常。与强心苷或钙通道阻滞药地尔硫草合用，用于控制心房扑动、心房颤动及阵发性室上性心动过速时的室性频率过快，疗效较好。

【不良反应与注意事项】　普萘洛尔可致窦性心动过缓、房室传导阻滞，并可能诱发心力衰竭。可引起支气管痉挛及鼻黏膜微细血管收缩，加剧哮喘与慢性阻塞性肺部疾病，也可引起精神抑郁、乏力、低血糖、血脂升高，可见嗜睡、头晕、失眠、恶心、腹胀、皮疹、晕厥、低血压、心动过缓等。突然停药可产生反跳现象，使冠心病患者发生心绞痛加重或心肌梗死。长期应用对脂质代谢和糖代谢有不良影响，故高脂血症、糖尿病患者应慎用。

普萘洛尔禁用于哮喘及过敏性鼻炎、窦性心动过缓、重度房室传导阻滞、心源性休克、低血压患者。其有增加洋地黄毒性的作用，对已洋地黄化而心脏高度扩大、心率不平稳的患者禁用。

三、Ⅲ类 延长 APD 药物

Ⅲ类抗心律失常药又称为钾通道阻滞药，可降低细胞膜 K^+ 电导，减少 K^+ 外流，从而延长 APD 和 ERP，但对动作电位幅度和除极速率影响很小。本药物具有以下特点：第一，对心肌细胞膜钾通道的阻滞作用有较高选择性，降低细胞膜 K^+ 电导，减少 K^+ 外流，延长动作电位 2 期及 3 期复极，从而延长 APD 和 ERP，但不影响 0 相最大除极速率；第二，延长 APD，增加 Ca^{2+} 内流，增加 ACh 释放、恢复肌纤维收缩力，使Ⅲ类药表现出正性肌力效应；第三，钾通道阻滞药具有抗室颤效应；第四，本类药物延长 APD 的作用呈负性频率依赖性，当心率慢时，APD 延长明显，此效应易诱发早期后除极。

胺 碘 酮

【药理作用】 胺碘酮（amiodarone），又名乙胺碘呋酮、安律酮，对多种心肌细胞膜钾通道有抑制作用，如 I_{Kr}、I_{Ks}、I_{to}、I_{K1}、$I_{K(ACh)}$ 等，明显延长 APD 和 ERP；对钠通道、钙通道亦有抑制作用，降低窦房结和浦肯野纤维的自律性、传导性；此外，胺碘酮尚有非竞争性拮抗 α、β 受体作用和扩张血管平滑肌作用，扩张冠状动脉，增加冠状动脉流量，降低心肌耗氧量。

【体内过程】 口服、静脉注射给药均可。口服给药吸收缓慢，6～8h 后血药浓度达峰值，生物利用度约为 40%。静脉注射 10min 起效，吸收后药物迅速分布到各组织器官中，主要分布于脂肪组织及含脂肪丰富的器官，其次为心、肾、肺、肝及淋巴结。最低的是脑、甲状腺及肌肉，表观分布容积达 70L/kg。主要在肝脏中代谢。血浆蛋白结合率达 95%。停药后作用可持续 4～6 周。每日服 200mg 胺碘酮，则可排出相当于 6mg 碘，一部分碘从分子中移出并经尿排泄，其余大部分碘通过肝脏代谢后由粪便排出。由于经肾排泄极少，因此肾功能不全患者可应用常规剂量胺碘酮。停药后药物清除须持续数月，应注意药物的残余效应的影响。消除 $t_{1/2}$ 为 14～28 日。

【临床应用】 胺碘酮作为广谱抗心律失常药，疗效显著，但因不良反应较多，目前被列为二线的抗心律失常药。治疗心房扑动、心房颤动和室上性心动过速效果好，对预激综合征引起的心律失常效果更佳，常用于对传统药物治疗无效的室上性心律失常，对室性心动过速、室性期前收缩亦有效。

【不良反应与注意事项】 常见心血管反应如窦性心动过缓（<60 次/分）、房室传导阻滞及 Q—T 间期延长，偶见尖端扭转型室性心动过速。因此房室传导阻滞及 Q—T 间期延长者禁用。服药 3 个月以上者，在角膜中及基底层下 1/3 处有黄棕色色素沉着，此不良反应与疗程及剂量有关，儿童发生较少。这种沉着物偶见视物障碍，但无永久性损害，停药后可渐消失。少数人可有眩晕，停药或减药亦可消失。可见甲状腺功能紊乱，出现甲状腺功能亢进或减退。长期大量服药者（一日 0.8～1.2g），个别患者在服药 1 个月后发生间质性肺炎或肺纤维化，且不可逆。因此，长期应用必须监测肺功能、进行肺部 X 线光检查、定期监测血清总三碘甲腺原氨酸（triiodothyronine，T_3）、总甲状腺素（tyroxine，T_4）。

【药物相互作用】 胺碘酮可加强双香豆素及华法林的抗凝作用，使凝血酶原时间延长，加强抗凝剂作用；可提高血中地高辛浓度；还可增加奎尼丁、普鲁卡因胺和苯妥英钠的血药浓度。应避免胺碘酮与 β 受体拮抗药或钙通道阻滞药合用，以防止过度抑制心功能，加重心动过缓或房室传导阻滞。

索 他 洛 尔

索他洛尔（sotalol）阻断 β 受体，降低自律性，减慢房室结传导。阻滞钾通道，延长心房肌、心室肌和浦肯野纤维 APD 和 ERP，延长心房肌和心室肌复极时间。对浦肯野纤维的作用强于心室肌。临床上可用于各种危及生命的室性快速型心律失常，也可治疗阵发性室上性心动过速及心房颤动。索他洛尔口服吸收快，无肝脏首过效应，生物利用度达 90%～100%。与血浆蛋白结合少，在心、肝、肾浓度高。血浆浓度的个体差异极小。本药不易通过血脑屏障，在脑脊液中浓度仅为血浆浓度的 10%。体内不被代谢，几乎全部以原型经肾排出。消除 $t_{1/2}$ 为 10～20h，老年人、肾功能不全者 $t_{1/2}$ 明显延长。不良反应可引起暂时的呼吸困难、疲劳、眩晕、头痛、发热、心动过缓和（或）低血压，减量后症状逐渐消失。最严重的不良反应是心律失常，少数 Q—T 间期延长者偶可出现尖端扭转型室性心动过速。

溴 苄 铵

溴苄铵（bretylium）为抗肾上腺素药，能延长浦肯野纤维和心室肌的 APD 和 ERP，提高心室颤动阈值，并能直接加强心肌收缩力，改善房室传导。溴苄铵口服不吸收，故需肌内注射或静脉给药。适用于各种病因所致的室性心律失常，可用于利多卡因或直流电除颤无效的心室颤动患者。室性期前收缩、室性心动过速患者可静脉注射溴苄铵，但易引起直立性低血压。

四、IV类 钙通道阻滞药

钙通道阻滞药通过阻滞 L 型钙通道，减少 Ca^{2+} 内流，能够降低窦房结、房室结细胞的自律性，减慢房室结传导速度，延长房室结细胞膜钙通道复活时间，延长不应期。

维 拉 帕 米

【药理作用】 维拉帕米（verapamil），又名异搏定、戊脉安，可阻滞心肌慢钙通道，抑制 Ca^{2+} 内流，对钙通道作用呈现频率依赖性，并推迟失活钙通道的复活。对 I_{Kr} 有抑制作用，无膜稳定作用。窦房结、房室结心肌细胞对此药敏感。

1. 降低自律性 维拉帕米可降低窦房结舒张期自动除极速率，增加最大舒张电位，降低其自律性。正常心房肌、心室肌、浦肯野纤维对此药不敏感；但当心肌缺血时，这些心肌组织膜电位水平可减少为 $-60\sim-40mV$，出现异常自律性，维拉帕米则能降低其自律性。此外，也减少或取消延迟后除极所引发的触发活动。

2. 对传导性的影响 维拉帕米阻滞 Ca^{2+} 内流，减慢窦房结、房室结 0 期上升最大速度而减慢窦房结、房室结传导性。此作用除可终止房室结的折返激动外，尚能防止心房扑动、心房颤动引起的心室率加快。

3. 对 APD、ERP 的影响 抑制窦房结、房室结钙通道开放，延长 ERP，大剂量维拉帕米能延长浦肯野纤维的 APD 和 ERP，对心房和心室肌 ERP 略缩短。

【体内过程】 维拉帕米口服吸收迅速而完全，首过效应强，生物利用度仅 10%～30%。故口服量需是静脉注射量的 10 倍才能达到同等血药浓度。口服 2～3h 血药浓度达峰值。静脉注射 5～10min 起效，作用可持续 6h。在肝脏代谢，其代谢物去甲维拉帕米具有心脏活性。消除 $t_{1/2}$ 为 4～10h，肝功不良者 $t_{1/2}$ 可延长至 16h。主要经肾清除，代谢产物在 24h 内排出 50%，5 日内为 70%，3% 以原型排出，9%～16% 的药物经消化道入粪便清除。

【临床应用】 维拉帕米用于治疗室上性和房室结折返激动引起的心律失常，为阵发性室上性心动过速首选药，可减慢心房扑动或心房颤动的心室率。对急性心肌梗死和心肌缺血及强心苷中毒引起的室性期前收缩亦有效。

【不良反应与注意事项】 一般不良反应可出现便秘、腹胀、腹泻、头痛、瘙痒等。静脉给药可引起血压降低、暂时窦性停搏，应及时减量或停用。严重不良反应须紧急治疗。II 或III度房室传导阻滞、心功能不全、心源性休克患者禁用维拉帕米。老年人、肾功能低下者慎用。此外，维拉帕米可提高地高辛的血药浓度。与β受体拮抗药或奎尼丁合用，可增加心脏毒性。

五、其 他 类

腺 苷

腺苷（adenosine）为内源性嘌呤核苷酸，通过与特异性 G 蛋白结合，作用于腺苷受体，激活 $I_{K\,(ACh)}$，抑制窦房结传导，降低正常自律性。腺苷还抑制房室传导，延长房室结不应期，阻断房室结折返途径，这些作用与其促 K^+ 外流及抑制 cAMP 激活的 Ca^{2+} 内流均有关。

临床上腺苷主要用于迅速终止折返性室上性心律失常，可使阵发性室上性心动过速转为窦性心律，也用于和房室有关的室上性心律失常。腺苷静脉注射后起效迅速，血浆 $t_{1/2}$ 极短，约 10s 可被体内大多数组织细胞所摄取，并被腺苷脱氨酶灭活。因此，使用时需静脉快速注射给药，否则在药物到达心脏前即被灭活。治疗剂量下，不良反应可见胸闷、呼吸困难。静脉注射速度过快可致短暂心脏停搏。双嘧达莫（潘生丁）能够阻断腺苷的摄取，从而使其作用增强，应选用其他药物治疗心律失常。茶碱和咖啡因能阻断腺苷受体，合用时，需加大腺苷的用药剂量。

第四节 快速型心律失常的用药原则及合理用药

一、用 药 原 则

抗心律失常药物治疗通常遵循以下原则：第一，优先考虑单独用药，然后再联合用药；第二，以最小剂量取得满意的临床效果；第三，先考虑降低危险性，再考虑缓解症状；第四，应充分注意药物的不良反应及致心律失常作用。

二、合理用药

1. 窦性心动过速　指正常成年人由窦房结所控制的心率超过 100 次/分。这是最常见的一种心动过速，其发生常与交感神经兴奋及迷走神经张力降低有关。需要针对病因治疗，药物治疗时可采用 β 受体拮抗药或钙通道阻滞药。

2. 房性期前收缩　起源于窦房结以外心房的任何部位。对正常成年人进行 24h 心电监测，约 60% 的人有房性期前收缩发生，一般不需要药物治疗。但各种器质性心脏病患者均可发生房性期前收缩，通常是快速性房性心律失常出现的先兆，若频繁发生，并引起阵发性房性心动过速，可使用 β 受体拮抗药、维拉帕米、地尔硫䓬或Ⅰ类抗心律失常药。

3. 心房扑动、心房颤动　发生于心房内的、冲动频率较房性心动过速更快的心律失常。转律用奎尼丁，宜先给强心苷，也可使用普鲁卡因胺、胺碘酮，减慢心室率可用 β 受体拮抗药、维拉帕米、强心苷类。转律后用奎尼丁、丙吡胺防止复发。

4. 阵发性室上性心动过速　指连续出现 3 次以上的房性期前收缩或房室交界性期前收缩所组成的异常性心律。这类心律失常多由房室结折返引起，故常用具有延长房室结不应期的药物。慢性或预防发作可选用强心苷类、奎尼丁、普鲁卡因胺等。急性发作时宜首选维拉帕米，亦可选用强心苷类、β 受体拮抗药、腺苷等。

5. 室性期前收缩　简称室早，在窦房结冲动尚未抵达心室之前，由心室中的任何一个部位或室间隔的异位节律点提前发出电冲动引起心室的除极。首选普鲁卡因胺、丙吡胺、美西律、胺碘酮或其他Ⅰ类抗心律失常药。心肌梗死急性期患者通常静脉滴注利多卡因。强心苷中毒首选苯妥英钠。

6. 阵发性室性心动过速　指发生在房室束及其分叉以下的阵发性快速型心律失常。转律用利多卡因、丙吡胺、普鲁卡因胺、美西律、胺碘酮、奎尼丁，维持用药与治疗室性期前收缩相同。

7. 心室颤动　心室连续、迅速、均匀地发放兴奋频率在 240 次/分以上，称为心室扑动。假如心室发放的兴奋很迅速，且没有规律，则为心室颤动，简称室颤。心室颤动的频率可为 250～600 次/分。心室颤动是引发心搏骤停猝死的常见因素之一，转律可选用利多卡因、普鲁卡因胺和胺碘酮。

【思考题】

1. 简述奎尼丁的电生理作用。
2. 奎尼丁晕厥如何抢救？
3. 治疗强心苷中毒所致快速型心律失常的最佳药物是什么？治疗急性心肌梗死引起的室性心律失常的首选药物是什么？治疗阵发性室上性心动过速的最佳药物是什么？
4. 折返激动与心律失常的关系如何？
5. 简述抗心律失常药物分类及常用药物。
6. 抗心律失常药物共同作用有哪些？

【案例分析】

患者，男，30 岁。因阵发性室上性心动过速入院，现无明显诱因突发心慌、心悸，血压 13.3/9.3kPa，心电图显示阵发性室上性心动过速，心率 180 次/分。

问题：

（1）该患者首选哪类抗心律失常药物？
（2）该类药物的主要不良反应有哪些？

（张　喆）

第四章　利尿药与脱水药

【教学目标】
1. 掌握利尿药的分类及常用药物。
2. 掌握呋塞米和氢氯噻嗪的药理作用、作用部位、作用机制、临床应用和不良反应。
3. 熟悉螺内酯和氨苯蝶啶的利尿作用特点和作用机制。
4. 了解脱水药的药理作用和应用。

【教学重点】
1. 呋塞米的药理作用、作用部位、作用机制、临床应用和不良反应。
2. 氢氯噻嗪的药理作用、作用部位、作用机制、临床应用和不良反应。

【教学难点】
1. 肾脏的泌尿生理学基础。
2. 尿液的形成过程。

第一节　利　尿　药

　　利尿药（diuretics）是一类直接作用于肾脏，减少肾小管对 Na^+、Cl^- 等电解质的重吸收，同时也增加水的排出，产生利尿作用的药物。临床上可用于治疗心源性、肾源性或肝脏疾病所引起的水肿，亦用于高血压、高钙血症等非水肿性疾病的治疗。

　　按利尿药的利尿效能与作用部位可分为以下几类。

　　1. 高效能利尿药（high efficacy diuretics）　主要作用于髓袢升支粗段，使 Na^+ 的重吸收减少 15%～25%，产生强大的利尿作用。

　　2. 中效能利尿药（moderate efficacy diuretics）　主要作用于髓袢升支粗段皮质部和远曲小管起始部，使 Na^+ 的重吸收减少 5%～10%，利尿效能中等。

　　3. 低效能利尿药（low efficacy diuretics）　主要作用于远曲小管的末段和集合管，使 Na^+ 的重吸收减少 1%～3%，利尿效能较弱。

一、肾脏的泌尿生理与利尿药作用的生理学基础

　　尿液生成过程包括肾小球滤过、肾小管的重吸收和分泌。目前利尿药主要通过抑制肾小管和集合管对电解质和水的重吸收，影响尿液生成过程产生排钠利尿作用。

　　1. 肾小球滤过　在安静状态下，正常成年人每日通过肾小球滤过产生的原尿可达 180L，其中含钠约 60g。但正常人 24h 排出的终尿量只有 1～2L，含钠 3～5g。这表明原尿中绝大多数的钠和水在流经各段肾小管、集合管时被重吸收。由于球-管平衡机制的存在，药物增加肾小球滤过率，不会产生明显的利尿作用。例如，茶碱（theophylline）、强心苷类药物，虽然能够扩张肾脏入球小动脉，增加肾血流量、肾小球滤过率，但仅能产生较弱的利尿作用。

　　2. 肾小管的重吸收　肾小球滤过生成的原尿在经过近曲小管、髓袢、远曲小管及集合管的过程中，99%的水、钠被重吸收。如果肾小管和集合管的上皮细胞对 Na^+、水的重吸收功能受到抑制，排出的钠和尿量就会明显增加。因此目前临床上的利尿药主要作用于肾小管，影响水和电解质的重吸收而发挥利尿作用，又因各段肾小管和集合管对水和电解质的重吸收性能各异，所以作用于不同部位的肾小管和集合管的药物利尿作用有明显区别。

　　（1）近曲小管：原尿中的 65%～70%钠在近曲小管被重吸收，近曲小管是 Na^+ 重吸收的主要部位。除以弥散方式通过钠通道外，Na^+ 的重吸收方式还在碳酸酐酶（carbonic anhydrase）作用下，以 H^+-Na^+ 交换的方式被重吸收。碳酸酐酶在近曲小管上皮细胞中催化 CO_2 和水结合成 H_2CO_3，后者解离成 H^+ 和 HCO_3^-，H^+ 和原尿中的 Na^+ 在载体蛋白的参与下，进行交换，在 Na^+ 重吸收的同时，也产生了 Cl^-、Ca^{2+}、K^+ 和 Mg^{2+} 的重吸收。

抑制近曲小管对 Na^+ 重吸收的药物并不呈现明显的利尿作用。原因是近曲小管对 Na^+ 的重吸收被抑制后，近曲小管管腔内原尿量增多，小管扩张，原尿吸收面积增大；同时，其他部位肾小管对 Na^+ 和水的重吸收率代偿性地增加，也抵消了近曲小管部位的效应，只能产生弱的利尿作用。例如，乙酰唑胺是碳酸酐酶抑制药，它抑制近曲小管上皮细胞的碳酸酐酶活性，影响 H^+-Na^+ 交换，只产生弱的利尿作用。所以近曲小管不是利尿药产生利尿作用的主要部位。

（2）髓袢升支粗段：原尿中大约 25%的 Na^+ 在肾小管髓袢升支粗段被重吸收。Na^+ 的主动重吸收以 Na^+，K^+-2Cl^- 同向转运方式进行。髓袢升支粗段上皮细胞的管腔膜上有转运的载体蛋白，承担这 3 种离子的转运过程，每转运 1 个 Na^+，同时需转运 1 个 K^+ 和 2 个 Cl^-，缺少任何一种离子，都会影响其他两种离子的转运。上皮细胞基侧膜（basolateral membrane）上有多种 ATP 酶，如 Ca^{2+}-ATP 酶、H^+-ATP 酶和 Na^+，K^+-ATP 酶。但 Na^+，K^+-ATP 酶是 Na^+，K^+-2Cl^- 协同转运载体启动的驱动力，该酶（钠泵）首先把肾小管上皮细胞中的钠泵出到肾小管外侧间隙，降低细胞内 Na^+ 浓度，使上皮细胞与肾小管腔液之间形成钠的浓度差，启动协同转运载体转运 Na^+，K^+-2Cl^- 进入上皮细胞，进入细胞的 Na^+ 再被基侧膜上的钠泵泵出，进入细胞的 K^+ 则通过管腔膜上钾通道再循环回到管腔内原尿中，可再进入 Na^+，K^+-2Cl^- 转运循环。上皮细胞基侧膜上有氯通道，通透性很高。当上皮细胞中的 Cl^- 浓度超过它的电化学值时，Cl^- 由此穿出上皮细胞进入周围间隙。由于 Cl^- 流出和 K^+ 流回管腔，造成髓袢升支粗段管腔内呈正电位状态，这种正电位状态又可进一步促进 Ca^{2+}、Mg^{2+} 的重吸收。

髓袢升支粗段上皮细胞对水的通透性非常低，水几乎不被重吸收。由于管腔尿液中的 Na^+、Cl^- 被重吸收到间质，水未被重吸收，造成管腔中尿液稀释成低渗状态（即所谓肾脏的稀释功能）。肾髓质间质则因 Na^+、Cl^- 的重吸收而呈高渗状态。

高效能利尿药如呋塞米等对髓袢升支粗段上皮细胞上的 Na^+，K^+-2Cl^- 协同转运载体有抑制作用，也可降低尿液的浓缩与稀释功能，促进大量的水和电解质排出，发挥强大的利尿功能。

（3）远曲小管和集合管：大约 10%的 Na^+ 在远曲小管和集合管被重吸收。由于功能上的差异，远曲小管可分 2 部分：始段远曲小管（early distal tubule）和末段远曲小管（late distal tubule），后者包含了连接小管和初段集合管。在始段远曲小管中，Na^+ 通过 Na^+-Cl^- 协同转运载体将小管液中的 Na^+ 主动重吸收到细胞内。此段中 Na^+-Cl^- 协同转运不受 K^+ 的影响，噻嗪类利尿药可抑制该协同转运载体。末段远曲小管的管腔膜上有 Na^+ 的传导通道（conductive pathway），Na^+ 由此通道从小管液中进入细胞内。噻嗪类药物对该通道不敏感，阿米洛利等可以阻断此通道。此外，末段远曲小管细胞对水的通透性明显高于始段远曲小管，可能与水通道蛋白有关，在末段远曲小管和集合管中还存在由醛固酮参与的 Na^+-K^+ 交换作用。

远曲小管和集合管在重吸收 Na^+ 时，对 Cl^- 和水也有重吸收作用。当集合管腔内尿液流经高渗性的肾髓质区时，在抗利尿激素作用下，水被重吸收，尿液被浓缩，此过程称为肾脏的浓缩功能。髓袢利尿药抑制 Na^+，K^+-2Cl^- 重吸收后，降低了肾髓质区的渗透压，可以影响肾脏的浓缩功能，减少集合管对水的重吸收，呈现强大的利尿作用。

二、常用的利尿药

（一）高效能利尿药

这类药物利尿作用快速而强大，即使肾小球滤过率低于 10mL/min 时，在其他利尿药难以奏效的情况下，仍能产生利尿作用。这类药物的作用部位主要在肾小管髓袢升支粗段，所以又称髓袢利尿药（loop diuretics），常用药物有呋塞米（furosemide）、布美他尼（bumetanide）、依他尼酸（etacrynic acid）、托拉塞米（torasemide）、阿佐塞米及吡咯他尼等。

呋 塞 米

呋塞米，又名速尿、呋喃苯胺酸，属于氨磺酰类化合物，是邻氨基苯甲酸衍生物（anthranilic acid derivative）。

【药理作用】

1. 利尿作用　呋塞米可与髓袢升支粗段 Na^+，K^+-2Cl^- 协同转运系统可逆性结合，抑制其转运能力，使 NaCl 重吸收减少，降低了肾脏的稀释功能，同时使肾髓质间隙渗透压降低，降低了肾脏的浓缩功能，从而产生迅速而强大的利尿作用，排出大量近乎等渗的尿。呋塞米不仅抑制 Na^+、Cl^- 的重吸收，也抑制了 Ca^{2+}、Mg^{2+}、K^+ 重吸收，尿中 Na^+、Cl^-、K^+、Mg^{2+}、Ca^{2+} 排出增多。原尿中 Ca^{2+} 量的 25%、Mg^{2+} 量的 50%～60%

在髓袢升支粗段被重吸收，因为呋塞米降低髓袢升支粗段管腔内的正电位，故可降低 Mg^{2+}、Ca^{2+} 重吸收的驱动力，增加其排出量。大剂量呋塞米抑制近曲小管的碳酸酐酶活性，使 HCO_3^- 排出增加。

2. 扩张血管 呋塞米可扩张肾血管，增加肾血流量；扩张小静脉，减轻心脏负荷，降低左室充盈压，减轻肺水肿。扩血管作用发生在尿量增加之前，与利尿作用无明显关系。目前认为可能与增加前列腺素合成和抑制前列腺素分解有关。呋塞米能促进花生四烯酸去酯化，增加具有扩血管作用的 PGE_2 的产生，也能抑制 PGE_2 转化为 PGF_2，环氧化酶抑制剂吲哚美辛可减弱呋塞米的扩血管作用。

【体内过程】 呋塞米口服易吸收，生物利用度为 50%～70%，起效快，服后 30min 起效，1～2h 血药浓度达峰值，作用维持 6～8h。静脉注射后 5min 起效，0.33～1h 血药浓度达峰值，作用持续 2h。患 CHF 和肾病综合征等水肿性疾病时，由于肠壁水肿，口服吸收率也下降，可考虑注射用药。本药主要分布于细胞外液，血浆蛋白结合率为 95%～99%；药物大部分以原型经近曲小管分泌，并随尿排出。呋塞米能通过胎盘屏障，并可通过乳汁排泄。消除 $t_{1/2}$ 存在较大的个体差异，正常人为 30～60min，无尿患者延长至 75～155min，肝肾功能同时严重受损者延长至 11～20h。

【临床应用】

1. 严重水肿 治疗心、肝、肾等病变引起的各类水肿。因利尿作用强大，其他利尿药效果不佳时，应用本类药物仍可能有效，也可与其他药物合用治疗急性肺水肿和急性脑水肿等。

2. 急性肺水肿、脑水肿 静脉注射呋塞米 20～40mg，是治疗急性肺水肿的快捷、有效的急救措施。对伴有左心衰竭的脑水肿患者也有良效。

3. 急性肾衰竭 早期使用呋塞米对急性肾衰竭有良好的预防作用。呋塞米利尿并可扩张肾血管，增加肾血流量和肾小球滤过率，促进排钠利尿，在少尿、无尿情况下，仍可维持一定尿量，减轻细胞水肿和肾小管阻塞，对肾脏有保护作用。

4. 高钙血症、高钾血症 呋塞米可抑制 Ca^{2+}、K^+ 重吸收，降低血钙、血钾。

5. 加速某些毒物的排泄 应用呋塞米同时配合大量输液，使尿量在一日内达 5L 以上，可加速某些毒物排出，这一作用仅对以原型从肾排出的药物中毒有效，如巴比妥类药物中毒等。

【不良反应与注意事项】

1. 水与电解质失衡 常在过度利尿时产生，表现为低血容量、低血钾、低血钠、低血镁、低氯性碱中毒等。长期应用呋塞米，可引起低血镁。虽然 Ca^{2+} 的重吸收也减少，但当血液流经远曲小管时，Ca^{2+} 仍可被重吸收，所以较少发生低血钙。其中以低血钾最为常见，一般在用药后 1～4 周出现，其症状为恶心、呕吐、腹胀、无力及心律失常等。应严密监测血钾浓度，如血钾浓度低于 3.0mmol/L，应及时补充钾盐。合并应用保钾利尿药有一定的预防作用。当低血钾、低血镁同时存在时，应纠正低血镁，因 Mg^{2+} 有稳定细胞内 K^+ 的作用，单纯补钾不易纠正低血钾。心功能不全、肝硬化、肾病综合征或老年人用药期间可能发生低血钾反应，此反应与低钠饮食和大量饮水有关。发生低血钠时应停药，适当补充 Na^+、K^+。

2. 耳毒性 大剂量呋塞米静脉注射可引起眩晕、耳鸣、听力下降或出现暂时性耳聋等毒性。这可能与内耳淋巴液电解质成分的改变和耳蜗毛细胞损伤有关。必须避免与同样具有耳毒性的药物如氨基糖苷类抗生素庆大霉素、链霉素等合用。

3. 其他 可见恶心、呕吐、上腹部不适等症状，大剂量可引起胃肠道出血。呋塞米和尿酸均通过近曲小管有机酸转运系统分泌排泄，两者有竞争性抑制作用，用药期间可减少尿酸排出。此外，呋塞米利尿作用发挥后，能增强远曲小管对尿酸的吸收，所以长期用药可出现高尿酸血症，故高尿酸血症或有痛风病史者慎用。

【药物相互作用】 呋塞米碱性较强，适合静脉注射。与氨基糖苷类抗生素合用，以免加重耳毒性反应，与噻嗪类药物合并使用常导致肾功能严重恶化，应慎重。不宜与肾上腺糖皮质激素、盐皮质激素及雌激素合用。丙磺舒可减弱呋塞米的利尿作用，吲哚美辛可抑制呋塞米的排钠作用，使药效减弱。与巴比妥类药物、麻醉药合用，易引起直立性低血压。饮酒及含乙醇制剂和可引起血压下降的药物能增强呋塞米的利尿和降压作用。

布 美 他 尼

布美他尼是间氨苯磺氨基衍生物，对水和电解质排泄的作用基本同呋塞米，其利尿作用为呋塞米的 20～60 倍，主要抑制肾小管髓袢升支粗段对 NaCl 的主动重吸收，对近端小管重吸收 Na^+ 也有抑制作用，但对远端肾小管无作用，故排钾作用小于呋塞米；能抑制前列腺素分解酶的活性，使 PGE_2 含量升高，从而具有扩张血管作用可扩张肾血管，降低肾血管阻力，使肾血流量尤其是肾皮质深部血流量增加，这在布美他尼的利尿作用中具有重要意义，也是其用于预防急性肾衰竭的理论基础。另外，布美他尼能扩张肺部静脉，降低肺毛细血管通透性，加上其利尿作用，使回心血量减少，左室舒张末压降低，有助于急性左心衰竭的治疗。由于布美他尼可降低肺毛细血管通透性，为其治疗成人呼吸窘迫综合征提供了理论依据。临床上主要用于治疗心力衰竭、肝病、肾病性水肿，包括各种顽固性水肿及急性肺水肿，对急慢性肾衰竭患者尤为适宜。布美他尼口服后，生物利用度为80%～95%，血浆蛋白结合率95%，表观分布容积为12～35L。不良反应与呋塞米相似而较轻，耳毒性亦低。大剂量时，可出现肌肉疼痛和痉挛。

依 他 尼 酸

依他尼酸，又名利尿酸，虽然化学结构与呋塞米不同，但利尿作用和机制与其相似。利尿作用比呋塞米稍弱。临床用于CHF、急性肺水肿、肾病性水肿、肝硬化腹水、肝癌腹水、血吸虫病腹水、脑水肿及其他水肿。不良反应较严重，如胃肠道反应，耳毒性的发生率高于其他高效利尿药。

托 拉 塞 米

托拉塞米是新一代高效利尿剂，于1993年在德国上市，次年在美国上市。托拉塞米的化学结构、作用机制与呋塞米相似，利尿作用较强且持久。对尿钾、钙的排出作用比呋塞米弱。临床常用于高血压、慢性CHF、肝硬化腹水及肾病综合征等伴发的水肿的治疗。不良反应发生率低，是临床上值得推广的一类高效利尿剂。

（二）中效能利尿药

噻嗪类（thiazides）利尿药是临床上广泛应用的口服中效能利尿药。此类药物基本结构相似，在肾小管的作用部位及作用机制也相同，利尿效能基本一致。但作用强度、起效快慢及维持时间有所相同，应用时所需的剂量有所不同，见表4-1。氢氯噻嗪（hydrochlorothiazide），又名双氢克尿塞，是噻嗪类药中最基本的原型药。

表 4-1　噻嗪类利尿药的剂量、作用维持时间

药物	剂量（mg/d）	作用维持时间（h）	药物	剂量（mg/d）	作用维持时间（h）
氯噻嗪	250～1000	6～12	苄噻嗪	50～150	18
氢氯噻嗪	12.5～50	12～18	甲氯噻嗪	2.5～10	18～24
氢氟噻嗪	50～100	24			

氯噻酮（chlortalidone）、吲达帕胺等药物为非噻嗪类药物，单利尿作用与噻嗪类相似，见表4-2，同样归为中效能利尿药。

表 4-2　非噻嗪类中效能利尿药

药物	药理作用
氯噻酮	与氢氯噻嗪相比，利尿强度相当，对碳酸酐酶抑制作用强70倍；能升高血中胆固醇和TG浓度；使男性性欲下降；其他不良反应与氢氯噻嗪相似
吲达帕胺	利尿作用比氢氯噻嗪强10倍；对K^+的影响较小；能增强肾素活性；提高血中尿酸水平；减少尿钙排出
美托拉宗	喹唑酮化合物，利尿作用和机制与氢氯噻嗪相似，作用强10倍且较持久；不良反应有心悸、胸痛、寒战

【药理作用及临床应用】

1. 利尿作用　噻嗪类药物作用于髓袢升支粗段皮质部的远曲小管起始部，抑制Na^+-Cl^-协同转运系统，使NaCl重吸收减少，可降低肾脏的稀释功能，但对浓缩功能没有影响。此类药对碳酸酐酶有轻度抑制作用，使H^+分泌减少，H^+-Na^+交换增加。此外，噻嗪类药物也可直接增加K^+的分泌，因而服药后，尿中Na^+、Cl^-、K^+、Mg^{2+}、HCO_3^-排出增加，长期使用可致低血钾、低血镁。但噻嗪类药物可促进远曲小管对Ca^{2+}的再吸收，减少钙在肾小管腔内沉积，可抑制因高尿钙所致的肾结石形成，可用于治疗高钙尿症。噻嗪类利尿药可用于各种原因引起的水肿。对轻、中度心源性水肿疗效较好，是CHF的主要治疗药物之一。对肾性水肿的疗效与肾功能受损程度有关，对受损较轻者效果较好，早期应用噻嗪类利尿药可使肾血流量减少导致肾小球滤过率降低。应用本类药物治疗肝病性水肿时，应预防低血钾诱发肝性脑病，应慎重。

2. 降压作用　噻嗪类药物是抗高血压的一线药物，用药早期通过利尿、血容量减少而降压，长期用药则通过扩张外周血管而起到降压作用，可单独用于治疗早期高血压或与其他降压药联合治疗中、重度高血压，详见第五章。

3. 抗利尿作用 氢氯噻嗪能明显减少尿崩症患者的尿量及口渴等症状,主要因排钠使血浆渗透压降低,从而减轻口渴感。其抗利尿机制尚未阐明,临床上主要用于肾性尿崩症及加压素无效的垂体性尿崩症。

【体内过程】 氢氯噻嗪口服吸收较差,生物利用度为 60%～80%,进食能增加药物吸收量,这可能与药物在小肠的滞留时间延长有关。其他噻嗪类药脂溶性高,口服后生物利用度在 80% 以上。一般在 1～2h 出现利尿作用,但作用维持时间不同,常有短效、中效、长效之分。噻嗪类药物主要以原型从肾小管分泌排出。脂溶性高的苄氟噻嗪等进入肾小管腔后,部分可被肾小管再吸收,故作用维持时间超过 24h。

【不良反应与注意事项】

1. 电解质紊乱 可引起各种电解质紊乱,主要包括以下几点。第一,低血钾:为最常见的不良反应,长期用药者或伴有腹泻、呕吐的患者更易产生。为避免发生低钾血症,给药应从小剂量开始,视情况逐渐增加剂量,可采取间歇疗法或与保钾利尿药合用,同时让患者多食含钾丰富的食物及时补充钾盐。必要时与保钾利尿药合用。第二,低血镁:多与低血钾共存,机制不明。第三,低血钠:低钠饮食、大量饮水、心功能不全、肝硬化及肾病综合征伴有严重水肿而服用噻嗪类利尿药者易发生低血钠。

2. 代谢性障碍 往往与剂量有关。长期应用噻嗪类可致糖耐量降低,血糖升高,停药即可恢复;可使血胆固醇、TG 及 LDL 升高,出现高脂血症;也能干扰尿酸由肾小管排出,使血中尿酸水平升高,对痛风患者可加重病情;肾功能减退患者使用噻嗪类可引起血尿素氮升高等。为减少此不良反应,宜用小剂量而不用大剂量。糖尿病和痛风患者慎用,肾功能不全患者禁用。

3. 过敏反应 可见光敏性皮炎、皮疹、血小板减少、光敏性皮炎、坏死性脉管炎等过敏反应症状。噻嗪类药物与磺胺药有交叉过敏反应。

使用噻嗪类药物过程中应注意,首先应从最小有效剂量开始用药,以减少不良反应的发生。其次每日间歇给药,减少电解质紊乱的发生。再次,长期服用时,可适当补充钾盐或与保钾利尿药合用,尤其当与强心苷并用时更应特别注意补钾,以免增加强心苷的心脏毒性。最后,合并痛风患者,糖尿病患者,严重肝、肾功能不全患者,高钙血症患者,胰腺炎患者,妊娠期妇女,哺乳期妇女等应慎用。

(三)低效能利尿药

低效能利尿药作用于远曲小管远端和集合管,轻度抑制 Na^+ 的再吸收,减少 K^+ 的分泌,具有保钾排钠的利尿作用,又称保钾利尿药(potassium-sparing diuretic)。此类药物利尿作用弱,单用效果不好,常与其他利尿药合用,可增加利尿效果,同时减少 K^+、Mg^{2+} 的排泄。

螺 内 酯

螺内酯(spironolactone),又名安体舒通(antisterone),为人工合成的甾体化合物,是一种低效能利尿药,其化学结构与醛固酮相似,为醛固酮的竞争性抑制剂。

【药理作用】 螺内酯及其活性代谢物坎利酮(canrenone)的结构与醛固酮相似,它们在远曲小管远端和集合管与醛固酮竞争受体,阻止醛固酮-受体复合物形成,从而干扰醛固酮的生理作用,抑制 Na^+ 的重吸收和减少 K^+ 的分泌,表现为保钾排钠的利尿作用。

【体内过程】 螺内酯口服易吸收,生物利用度大于 90%,血浆蛋白结合率在 90% 以上,无明显药理活性,进入体内后 80% 由肝脏迅速代谢为有活性代谢物坎利酮,发挥作用。因此,螺内酯起效缓慢,口服后 1 日左右起效,2～3 日出现最大利尿效应。坎利酮消除 $t_{1/2}$ 约 18h,作用时间长,停药后作用可持续 2～3 日。无活性代谢产物从肾脏和胆道排泄,约有 10% 以原型从肾脏排泄。

【临床应用】 螺内酯利尿作用弱,缓慢而持久,其利尿作用依赖体内醛固酮的水平,对醛固酮增高的水肿患者作用较好;反之,醛固酮浓度不高时,作用较弱。因抑制 Na^+ 重吸收量不到 3%,利尿作用较弱,因而临床上较少单用,常与其他利尿药合用,治疗伴有醛固酮升高的顽固性水肿,对肝硬化和肾病综合征的患者较有效,而对 CHF,除因缺钠而引起继发性醛固酮增多患者外,效果均较差。也可作为治疗高血压的辅助药物,与噻嗪类利尿药、呋塞米合用,预防低钾血症。此外,还可用于原发性醛固酮增多症的诊断和治疗。

【不良反应与注意事项】

1. 高血钾 长期应用可引起高血钾,发生率可达 8.6%～26%,且常以心律失常为首发表现,故用药期间必须密切随访血钾和心电图。对肾功能不良的患者尤易发生,表现为嗜睡、极度疲乏、心率减慢及心律失常等症状。

2. 性激素样作用 长期服本药可致男性乳腺发育,女性多毛、月经不调等,停药后可消失。

3. 胃肠道反应 可见恶心、呕吐、腹痛、便秘、腹泻及胃溃疡胃出血,溃疡病患者禁用。

4. 中枢神经系统反应 长期或大剂量服用本药可见头痛、倦怠、步态不稳及精神错乱。

5. 其他 偶见口渴、皮疹、粒细胞缺乏及肌肉痉挛。

氨苯蝶啶与阿米洛利

氨苯蝶啶（triamterene）和阿米洛利（amiloride）化学结构虽不同，却有相同的药理作用，均作用于远曲小管远端和集合小管，阻滞 Na^+ 的重吸收。因为 Na^+ 重吸收与 K^+ 向管腔分泌相偶联，Na^+ 重吸收减少，管腔中的负电位变小，继而使 K^+ 向管腔分泌的驱动力减少，因而产生排钠、保钾、利尿作用。氨苯蝶啶口服后 2h 起效，利尿作用可持续 12～16h。阿米洛利口服后 3h 开始起作用，6～10h 血药浓度达峰值，利尿作用持续 24h。临床上常与排钾利尿药合用，治疗顽固性水肿、慢性 CHF、肝硬化伴随腹水、原发性醛固酮增多症所致的低血钾；与其他排钾性利尿剂合用可预防低血钾。

氨苯蝶啶和阿米洛利长期服用，可引起高血钾症，肾功能不全、糖尿病患者及老年人较易发生。常见有恶心、呕吐、腹泻等消化系统症状。氨苯蝶啶抑制二氢叶酸还原酶，可引起叶酸缺乏。肝硬化患者服用氨苯蝶啶可发生巨幼细胞贫血。

此外，在氨苯蝶啶、阿米洛利用药期间，多数患者出现淡蓝色荧光尿。凡高血压，CHF，糖尿病及肝、肾功能不全，痛风，低钠血症患者和妊娠期妇女及哺乳期妇女慎用。

第二节 脱 水 药

脱水药（dehydrant agents），又名渗透性利尿药（osmotic diuretics），口服无效，只能通过静脉注射，依靠其物理学性质，提高血浆渗透压，产生组织脱水作用。当其通过肾脏排出体外时，提高小管液渗透压，可促进水和部分离子排出，产生渗透性利尿作用。脱水药物具有以下特征：大量静脉注射后，不能进入组织，仅在血液中能提高血浆渗透压；在体内不易被代谢，是低分子量的非盐类物质，可被肾小球滤过，但不被肾小管重吸收，可迅速排出体外。

甘 露 醇

甘露醇（mannitol）易溶于水，为白色透明的固体，有类似蔗糖的甜味。一般配成 20%高渗水溶液静脉注射或静脉滴注。

【药理作用与临床应用】

1. 脱水作用 甘露醇静脉注射后不易通过毛细血管渗入组织，在体内不被代谢，因此可迅速提高血浆渗透压，促使组织间液从血液内转移，对脑、眼前房等具有屏障功能的组织脱水作用更明显。静脉注射 20min 后，颅内压显著下降，2～3h 达最低水平，作用维持 6h 以上。甘露醇是治疗脑水肿、降低颅内压的首选药，用于治疗各种原因引起的脑水肿，可降低颅内压，防止脑疝；也可有效降低眼压，应用于其他降眼压药无效时或眼内手术前准备。

2. 利尿作用 甘露醇可经肾小球滤过，但几乎不被肾小管重吸收，使肾小管中尿液保持足够的水分以维持其渗透压，导致水和电解质经肾排出，此外，肾髓质高渗区渗透压下降，以及肾小球滤过率的增加，也有助于利尿。用于鉴别肾前性少尿或急性肾衰竭引起的少尿，可用于伴有低蛋白血症的肝硬化、腹水，亦可用于预防各种原因引起的急性肾小管坏死，早期应用可预防和治疗早期肾衰竭等。

【不良反应与注意事项】 快速大量静脉注射甘露醇可引起体内甘露醇积聚，血容量迅速大量增多，尤其是急、慢性肾衰竭时，易导致心力衰竭；也可引起稀释性低钠血症，偶致高钾血症。静脉注射过快可产生一过性头痛、视物模糊、眩晕、畏寒及注射部位疼痛等。心功能不全及活动性颅内出血者忌用。

使用甘露醇时应注意：第一，静脉注射切勿漏出血管外，否则可引起局部组织肿胀，严重时可致组织坏死，一旦外漏应及时给予热敷；第二，应注意患者血压、呼吸、脉搏情况，预防循环血量增加，以免引起急性肺水肿，明显心肺功能损害者，因甘露醇所致的突然血容量增多可引起 CHF；第三，甘露醇遇冷易结晶，气温较低时，易析出结晶，故应用前应仔细检查，如有结晶，可用热水浴加温，振摇溶解后使用。尽量不要与其他药物混合静脉滴注。

山 梨 醇

山梨醇（sorbitol）是甘露醇的同分异构体，作用较弱，易溶于水，价廉。适用于治疗脑水肿及青光眼，也可用于心肾功能正常的水肿少尿。不良反应及注意事项同甘露醇。

50%高渗葡萄糖

50%高渗葡萄糖（hypertonic glucose）可用作组织脱水剂，也具有渗透性利尿作用，因易被代谢，部分葡萄糖能从血管弥散到组织中，故作用不持久，停药后，可出现颅内压回升而引起反跳现象。临床上可与甘露醇或山梨醇合用，治疗脑水肿。

【思考题】

1. 简述呋塞米的药理作用、作用部位、作用机制、临床应用和不良反应。
2. 简述氢氯噻嗪的药理作用、作用部位、作用机制、临床应用和不良反应。
3. 简述甘露醇的作用及临床应用。

【案例分析】

患者，男，56 岁，反复咳嗽、咳痰伴双下肢水肿 3 天。患者 3 天前无明显诱因出现咳嗽咳痰，咳黄白黏痰，伴有胸闷气短，活动时明显，无畏寒、发热，无头痛、头晕，无腹痛、腹胀，无尿急、尿痛等。查体：神志清，烦躁不安，端坐呼吸，心率 130 次/分，血压 21.1/13.3kPa，呼吸 28 次/分，体温 36.5℃。脉搏细速，颈静脉充盈，双肺可闻及散在湿啰音。双下肢中度凹陷性水肿。

入院诊断：①急性左心衰竭。②Ⅱ型呼吸衰竭。③肺部感染。

治疗过程：吸氧，毛花苷丙强心，氨茶碱平喘，哌拉西林舒巴坦抗感染等治疗。

问题： 会诊医生建议加用利尿药，请为该患者合理选择利尿药并阐述理由。

（张　喆）

第五章 抗高血压药

【教学目标】
1. 掌握利尿药、β受体拮抗药、钙通道阻滞药、血管紧张素转换酶抑制药的药理作用、临床应用和不良反应。
2. 掌握抗高血压药的分类及代表药。
3. 掌握可乐定、哌唑嗪、硝普钠的药理作用、临床应用和不良反应。
4. 熟悉抗高血压药临床选药与联合用药的原则。

【教学重点】 常用的抗高血压药，如利尿药、血管紧张素转换酶抑制药及血管紧张素受体拮抗药、β受体拮抗药、钙通道阻滞药的降压作用特点、作用机制及临床用途。

【教学难点】 抗高血压药的作用机制。

高血压是严重危害人类健康的常见疾病，也是心脑血管病最主要的危险因素之一。世界各国人群高血压的患病率高达10%～20%，长期高血压可引起心、脑、肾等器官的功能或器质性损害，造成包括脑卒中、心肌梗死、心功能不全及肾功能不全等并发症。1999年世界卫生组织和国际高血压学会规定，未应用任何降压药的成年人血压≥18.7/12.0kPa，即可诊断为高血压。临床上高血压可分为两类：第一，原发性高血压，90%以上高血压患者发病原因未明，发病率有随着年龄增长而增高的趋势，40岁以上者发病率明显增高，并且30%～50%的原发性高血压患者有遗传背景；第二，继发性高血压，仅占10%左右，又称症状性高血压，继发性高血压一般病因明确，如甲状腺疾病、肾动脉狭窄、肾实质损害、嗜铬细胞瘤等疾病，高血压仅是该种疾病的临床表现之一，血压可暂时性或持久性升高。原发病治愈后，高血压的症状一般消失，对于血压过高或持久性升高的患者，需要采用药物治疗。

抗高血压药（antihypertensive drugs），又称降压药，是一类主要通过影响交感神经系统、肾素-血管紧张素-醛固酮系统（renin-angiotensin-aldosterone system，RAAS）、内皮素系统等，作用于对血压生理调节起重要作用的系统或器官，发挥降压效应的药物。一种良好的降压药不仅能有效地控制血压，而且可有效防止或减少心、脑、肾等并发症的发生，从而提高患者的生活质量，延长寿命。

高血压的药物治疗开始于20世纪40年代，最初应用镇静药、硫氰酸盐类治疗高血压，但降压作用短暂且不稳定。50年代开始应用神经节阻断药如六烃季胺，以及随后发现的神经节阻断药如美卡拉明、樟磺咪芬等，这类药物降压作用较强，但能同时阻断副交感神经节，药物的选择性低，不良反应较多，现已很少使用，目前主要用于高血压危象和外科手术过程中进行控制性降压。这个时期还应用一些其他重要降压药物，如血管平滑肌扩张药肼屈嗪，降压作用强大；噻嗪类中效能利尿药通过排钠利尿，降低心排血量和外周血管阻力，可单用或与其他抗高血压药联合应用治疗中、重度高血压患者，目前仍是治疗高血压的一线药物；交感神经末梢阻滞药胍乙啶、利血平，虽能有效降低血压，但神经系统与消化系统不良反应较多，很快被随后问世的不良反应较少的药物替代。60年代是抗高血压药物研究史上的重要阶段，首先出现中枢性降压药如甲基多巴、可乐定，血管扩张药如二氮嗪，还出现两类重要的抗高血压药物，即以普萘洛尔为代表的β受体拮抗药和以硝苯地平、维拉帕米、地尔硫草等为代表的钙通道阻滞药。随后，选择性α_1受体拮抗药如哌唑嗪、钾通道开放药如米诺地尔，以及以莫索尼定、利美尼定等为代表的选择性咪唑啉I_1受体激动药相继出现，极大地丰富了抗高血压药。80年代，血管紧张素转换酶抑制药的出现使得高血压的药物治疗进入一个新时代，这类药物不仅能有效地降低血压，还可有效防止和逆转心血管构型重建。90年代，血管紧张素受体拮抗药如氯沙坦等具有良好的降压作用，且不良反应少，效果更加优于血管紧张素转换酶抑制药。

随着科学技术及制药技术的发展，抗高血压新药开发研究正在朝高效、长效、高选择性、多器官保护、低不良反应的方向发展。如何调整神经体液变化仍是寻找防治高血压药物的重要途径，如阻止心血管组织中血管紧张素Ⅱ（angiotensin Ⅱ，Ang Ⅱ）生成的糜蛋白酶抑制药、选择性内皮素受体拮抗药、神经肽Y受体拮抗药等。未来选择性钾通道开放药将成为治疗高血压的一类重要药物。伴随分子生物学的迅速发展，基因治疗也可能成为高血压治疗的新途径。例如，转录调节药物通过阻抑基因表达而影响促高血压形成的内源性活性物质生成或作用于受体及信号转导途径而发挥抗高血压作用。

第一节 抗高血压药物的分类

血压形成的基本因素是心排血量和外周血管阻力。参与血压调节的器官主要为脑、心、血管、肾，而心血管活动的调节主要涉及神经、体液两大因素。高血压发生发展的病理生理过程中则涉及多种因素，包括神经紊乱、外周自身调节机制减弱、激素或局部活性物质异常及电解质失衡等。抗高血压药物通过作用于上述参与血压调节的器官，调整紊乱的神经、调节体液，最终减少心排血量和（或）降低外周血管阻力，从而发挥降压作用。

目前，根据药物作用部位或机制，抗高血压药物可分为以下几类。

1. 利尿药 如氢氯噻嗪、呋塞米、螺内酯等。

2. 钙通道阻滞药 如硝苯地平、氨氯地平、地尔硫草等。

3. 肾素-血管紧张素-醛固酮系统抑制药

（1）血管紧张素转换酶抑制药：如卡托普利、依那普利、福新普利等。

（2）血管紧张素受体拮抗药：如氯沙坦、缬沙坦、厄贝沙坦等。

（3）肾素抑制药：如雷米克林等。

4. 交感神经抑制药

（1）中枢性降压药：如可乐定、利美尼定等。

（2）神经节阻断药：如樟磺咪芬、美加明等。

（3）去甲肾上腺素能神经末梢阻断药：如利血平、胍乙啶等。

（4）肾上腺素受体拮抗药：按作用受体的不同，又可分为如下三类。①β受体拮抗药，如普萘洛尔等；②α_1受体拮抗药，如哌唑嗪等；③α、β受体拮抗药，如拉贝洛尔等。

5.血管扩张药 如硝普钠、肼屈嗪、米诺地尔等。

目前我国临床常用的抗高血压药包括利尿药、钙通道阻滞药、血管紧张素转换酶抑制药、血管紧张素受体拮抗药、β受体拮抗药。中枢性降压药、血管扩张药较少单独应用，常在联合用药和复方制剂中使用。

第二节 常用的抗高血压药

一、利 尿 药

利尿药是治疗高血压的一线药物，包括高效能、中效能和低效能利尿药，临床以噻嗪类中效能利尿药为主，其中以氢氯噻嗪（hydrochlorothiazide）最为常用。

【药理作用】 噻嗪类利尿药降压作用温和、持久，对立位和卧位均有降压作用，且长期用药无明显耐受性，大多数患者用药2～4周就可以达到最大疗效。大规模临床研究证明，噻嗪类利尿药长期用药1～2年，可明显降低心、脑血管并发症的发病率和病死率，提高患者的生活质量。老年性高血压患者，长期应用小剂量噻嗪类药物，不仅能较好地控制血压，也能显著降低心、脑血管并发症的发生率。噻嗪类利尿药与血管扩张药及某些交感神经抑制药合用，产生协同或相加作用，并可减轻这些药物所致水钠潴留的不良反应。高效能利尿药，如呋塞米具有显著的排钠利尿作用，激活肾素-血管紧张素-醛固酮系统的作用也较强，因此该类药物虽能显著减少血容量和心排血量，但长期用药其降压作用并不明显，可用于高血压危象等急重症患者。

目前认为，利尿药的初期降压可能是通过排钠利尿，减少细胞外液和血容量，导致心排血量降低。长期应用利尿药，虽然血容量和心排血量可逐渐恢复至用药前水平，但外周血管阻力和血压仍持续降低，认为其长期降压作用可能由于排钠而降低了血管平滑肌内Na^+的浓度，导致通过Na^+-Ca^{2+}交换机制进入细胞内Ca^{2+}减少，从而降低血管平滑肌细胞表面受体对血管收缩物质的亲和力与反应性，以及增强对舒张血管物质的敏感性，使血管平滑肌松弛，外周阻力下降，血压亦下降。利尿药降低动脉血管壁钠、水含量，从而可减轻因细胞内液过度积聚所致血管腔变窄。此外，噻嗪类药物化学结构与舒张血管的药物二氮嗪相似，可能具有直接舒张血管平滑肌的作用。

【临床应用】 噻嗪类利尿药可单用或与其他抗高血压药联合应用治疗各类高血压。单用特别适用于轻、中度高血压，对老年人高血压、单纯性收缩期高血压和高血压合并心功能不全者降压效果较好。对中、重度高血压患者可联合β受体拮抗药、血管紧张素转换酶抑制药，可避免或减少不良反应。长期大剂量应用常致电解质、糖代谢、脂代谢改变，并可增高血浆肾素活性，患者适度限钠可提高疗效，可与保钾利尿药合用以避免血钾过低。低效能利尿药螺内酯，作用温和，适用于低钾血症、高尿酸血症、糖耐受性差的患者或原发性醛固酮增多症；氨苯蝶啶与噻嗪类或高效能利尿药合用可增强疗效，并可对抗这些利尿药排钾、排镁作用。肾功能不良者禁用保钾利尿药。

高效能利尿药不作为轻、中度高血压的一线药，主要用于高血压危象及伴有慢性肾功能不良的高血压患者，因其增加肾血流量，并有较强的排钠利尿作用。若剂量、用法不当或过度利尿，可出现血容量不足、低血钠、低血氯、低血钾、代谢性碱中毒等不良反应。

二、肾上腺素受体拮抗药

交感神经是参与血压调节的重要神经因素，其效应为 α、β 受体所介导。临床常用于治疗高血压的肾上腺素受体拮抗药有 β 受体拮抗药，α 受体拮抗药，α、β 受体拮抗药。

（一）β 受体拮抗药

β 受体拮抗药最初是用于治疗心绞痛，在临床应用中研究者偶然发现该类药物能使高血压合并心绞痛患者的血压降低，随后证实，普萘洛尔、美托洛尔、阿替洛尔、纳多洛尔等众多 β 受体拮抗药均能有效地降低血压，并成为治疗高血压的常用药物等。

1. 药理作用 不同的 β 受体拮抗药在脂溶性、β 受体亚型的选择性、内在拟交感活性、膜稳定作用等方面存在很大差异，但这类药物抗高血压作用相当。初用无内在拟交感活性的 β 受体拮抗药可致心排血量降低，但外周血管阻力反射性增高，动脉血压可无明显变化；持续用药使心排血量保持低水平，并降低总外周阻力，从而产生降压效应。有内在拟交感活性的药物对心率和心排血量影响较小，使外周阻力降低，血压即时下降。短期应用 β 受体拮抗药大多可致肾血流量减少，非选择性 β 受体拮抗药可致肾血流量和肾小球滤过率持续轻度降低，但长期用药很少引起肾功能受损。β 受体拮抗药起效较缓慢，连续用药数周后才出现充分的疗效。长期应用可显著降低心、脑血管并发症的发病率和病死率。

β 受体拮抗药的降压作用主要通过阻断 β 受体实现，具体机制可能与下述机制有关。第一，阻断心脏 β_1 受体，降低心排血量。然而不少证据不支持此学说，如静脉给予与口服普萘洛尔均可降低心排血量，但仅口服给药才降低血压；服用这类药物不论是否降压但患者心排血量降低的程度是一致的；具有内在拟交感活性的 β 受体拮抗药不降低心排血量，仍能降低外周阻力和血压。第二，阻断肾小球旁细胞上的 β_1 受体，减少肾素分泌，从而抑制肾素-血管紧张素-醛固酮系统活性。但具有较强内在拟交感活性的药物在降压时并不影响肾素分泌。第三，通过血脑屏障进入中枢，阻断中枢 β 受体，降低中枢交感神经活性，从而使外周交感神经活性降低。第四，阻断外周去甲肾上腺素能神经末梢突触前膜 β_2 受体，抑制正反馈作用，减少去甲肾上腺素的释放。第五，促进扩张血管物质前列环素（prostaglandin I_2，PGI_2）的生成。

2. 临床应用与注意事项 β 受体拮抗药适用于各型高血压。每日应用 2 次，可维持满意的降压效应，但对老年人一般效果较差。吸烟者服用普萘洛尔效果差，但不影响选择性 β_1 受体拮抗药美托洛尔的降压效果。一般不引起水钠潴留，与利尿药合用可加强降压作用。β 受体拮抗药、利尿药与血管扩张药联合使用能有效治疗重度或顽固性高血压。长期应用该类药物如果突然停药，常使原来的疾病加重，为免诱发或加重心绞痛，停药前 10～14 日宜逐步减量。本药还可引起疲劳、失眠、精神抑郁等症状。哮喘、精神疾病、糖尿病等患者慎用或禁用此类药物。

选择性 β_1 受体拮抗药如美托洛尔（倍他乐克）、阿替洛尔（氨酰心安），它们的作用优于普萘洛尔，在低剂量时主要作用于心脏，对呼吸道阻力作用较轻，合并阻塞性肺疾病高血压患者使用相对安全，但较大剂量时对血管及支气管平滑肌的 β_2 受体也有作用。

（二）α 受体拮抗药

绝大多数高血压患者存在外周阻力增高，α 受体拮抗药能阻断儿茶酚胺对血管平滑肌的收缩作用，使收缩状态的小动脉舒张，产生降压效应。但非选择性 α 受体拮抗药如酚妥拉明，可反射性激活交感神经和肾素-血管紧张素-醛固酮系统，不良反应较多，长期降压效果差，主要用于控制嗜铬细胞瘤患者的高血压危象，不作为抗高血压常用药物。选择性 α_1 受体拮抗药对 α_2 受体阻断作用较弱，可避免负反馈减弱促神经递质释放作用，因此不易引起反射性心率加快与血浆肾素活性增高。目前用于临床的选择性 α_1 受体拮抗药有哌唑嗪、特拉唑嗪、多沙唑嗪等。

1. 药理作用 α_1 受体拮抗药舒张小动脉和静脉，对立位和卧位血压均有降低作用。大规模临床试验证明，α_1 受体拮抗药治疗高血压安全有效。降压时心率不快，血浆肾素活性一般也不致增高，甚至有所下降，对肾血流量及肾小管滤过率则无明显影响。其原因除不阻断 α_2 受体外，可能与其负性频率作用有关。长期应用还可改善血脂，如降低血浆 TG、总胆固醇（total cholesterol，TC）、低密度脂蛋白（low density lipoprotein，LDL）水平，升高高密度脂蛋白（high density lipoprotein，HDL）浓度。

2. 体内过程 哌唑嗪口服易吸收，2h 血药浓度达峰值，生物利用度为 60%，降压作用可持续 6～10h，血浆蛋白结合率约 90%，主要在肝脏代谢，10% 的原型药经肾排泄。消除 $t_{1/2}$ 为 2.5～4h。特拉唑嗪生物利用度为 90%，血浆蛋白结合率为 90%～94%，约 40% 经尿排泄，约 60% 随粪便排出，消除 $t_{1/2}$ 为 12h。多沙唑嗪经胃肠道吸收良好，生物利用度为 65%，在肝脏广泛代谢，主要由粪便排出，5% 为原型药，63%～65% 为代谢产物，9% 经肾排泄，消除 $t_{1/2}$ 为 10～12h。

3. 临床应用 α 受体拮抗药适用于各型高血压，单用应用于治疗轻、中度高血压或合并肾功能不全的患者。与利尿药、β 受体拮抗药联合可增强降压效果，用于治疗重度高血压。

4. 不良反应与注意事项 首次给药可致严重的体位性低血压、晕厥、心悸等，称为首剂效应，多见于首次用药 90min 内，发生率高达 50%，尤其已用利尿药或 β 受体拮抗药者更易发生。其机制可能是阻断交感神经的缩血管效应，扩张容量血管，减少回心血量所致。预防措施是将哌唑嗪首次服用剂量减为 0.5mg，临睡前服用，一定程度上避免发生首剂效应。长期用药可致水钠潴留，与利尿药合用可维持其降压效果，减少此不良反应。

（三）α、β 受体拮抗药

拉贝洛尔（labetalol）能阻断 α、β 受体，对 $β_1$、$β_2$ 受体阻断作用比 $α_1$ 受体要强，对 $α_2$ 受体几乎无作用。拉贝洛尔通过阻断 $α_1$、β 受体，降低外周血管阻力而产生降压作用，降压作用中等偏强。对心排血量与心率影响较少。适用于各型高血压，静脉注射可用于治疗高血压危象。常见的不良反应有疲乏、睡意、虚弱、失眠、性欲下降，服用后头皮刺痛，个别罕见的不良反应有哮喘加重、呼吸困难。

三、钙通道阻滞药

钙通道阻滞药临床用于治疗心律失常、高血压、心绞痛、CHF 等心血管内科系统疾病。钙通道阻滞药能选择性地阻断电压门控性钙通道，抑制细胞外 Ca^{2+} 内流，松弛血管平滑肌，降低外周血管阻力，使血压下降。各类钙通道阻滞药，如二氢吡啶类（硝苯地平）、苯烷胺类（维拉帕米）和地尔硫䓬类（地尔硫䓬）均有一定的降压作用。它们对心脏和血管的选择性不同，以苯烷胺类的维拉帕米对心脏作用最强，硝苯地平（nifedipine）作用较弱，地尔硫䓬介于二者之间。二氢吡啶类对血管作用较强，尤以伊拉地平（isradipine）、氨氯地平（amlodipine）、尼莫地平（nimodipine）对血管选择性较高。

硝 苯 地 平

【药理作用】 硝苯地平降压作用快而强。口服 10min 起效，30～40min 达最大效应，作用持续 3h。舌下给药 5～15min 明显降压，灌肠 30min 后明显见效。降压过程中，能反射性兴奋交感神经，引起心率增快，心排血量增加，血浆肾素活性增高，加用 β 受体拮抗药可避免这些作用并能增强降压效应，对糖代谢、脂质代谢、肾功能无不良影响。

【临床应用】 硝苯地平不影响血压正常者，但可用于治疗各型高血压，常用于治疗轻、中、重度高血压，尤以低肾素型高血压疗效好。可单用，也可与利尿药、β 受体拮抗药、血管紧张素转换酶抑制药合用。它引起交感神经反射性活动增高，伴有缺血性心脏病的高血压患者应慎用，以免加重缺血症状。

【不良反应与注意事项】 常见的不良反应有头痛、颜面潮红、眩晕、心悸、踝部水肿等。踝部水肿可能由于扩张毛细血管前括约肌，而非水钠潴留所致，停药后消失。

尼 群 地 平

与硝苯地平相比，尼群地平（nitredipine）降压作用起效较慢，维持时间较长，反射性心率加快等不良反应较少。对血管平滑肌选择性较强，可引起全身血管包括冠状动脉、肾小动脉扩张，产生以降低舒张压为主的作用。尼群地平还可降低心肌耗氧量，对缺血性心肌有保护作用。临床常用于冠心病及高血压，尤其是患有这两种疾病的患者，也可用于 CHF。

氨 氯 地 平

氨氯地平被称为第三代钙通道阻滞药。氨氯地平消除 $t_{1/2}$ 长达 40～50h，舒张血管和降压起效较慢，且作用持久，反射性兴奋交感神经活性作用较轻，适应于长期治疗高血压，可单独使用或与其他抗高血压药联合使用；也可用于慢性稳定型心绞痛或血管痉挛性心绞痛，可单独使用或与其他抗心绞痛药如硝酸酯类药物和

（或）β 受体拮抗药联合使用。不良反应少，常见的有头痛、轻中度水肿、疲倦、恶心、面红、心悸和头晕等。

拉 西 地 平

拉西地平（lacidipine）属第三代钙通道阻滞药，为亲脂性二氢吡啶类药物，主要选择性地阻滞血管平滑肌钙通道，扩张周围动脉，降低周围血管阻力，减小心脏后负荷，降低血压。常用于高血压治疗。

四、肾素-血管紧张素-醛固酮系统抑制药

肾素-血管紧张素-醛固酮系统的主要功能是调节人体血压、水分、电解质和保持人体内环境的稳定性。肾素-血管紧张素-醛固酮系统既存在于循环系统，又分布于血管壁、心脏、中枢、肾脏和肾上腺等组织中，在血压调节和高血压发病机制中起重要作用。血管紧张素原在肾素的作用下转变为低活性的血管紧张素 I（angiotensin I，Ang I），后者在血管紧张素转换酶（angiotensin converting enzyme，ACE）的作用下转变为 Ang II。Ang II 是这个系统中最具活性的物质，除 ACE 途径外，还可通过非 ACE 途径（糜蛋白酶）生成（图 5-1）。

Ang II 具有广泛的心血管作用：①对血管，Ang II 直接或间接作用于血管，增加外周血管阻力。其直接作用为激活血管平滑肌细胞的血管紧张素 II 受体（AT₁），引起血管收缩；Ang II 间接作用是通过促进外周交感神经末梢释放去甲肾上腺素和增加中枢交感神经放电活动，从而导致外周交感神经张力增高，收缩血管。Ang II 有促生长的作用，作为一种血管生长刺激因子能促进原癌基因（*c-fos*、*c-myc*、*c-jun*）的表达，增加血小板衍生生长因子、转化生长因子-β、碱性成纤维细胞生长因子的生成，促进细胞外基质蛋白合成，引起血管平滑肌的增生与构型重建。②对肾脏，Ang II 直接收缩肾血管平滑肌，也可通过增加肾交感神经张力，减少肾血流量；降低肾髓质血流，减少 Na^+ 排泄；作用于肾皮质球状带 AT₁ 受体，可刺激醛固酮的合成与分泌，促进远曲小管和集合管重吸收 Na^+，增加水钠潴留。此外，高浓度的 Ang II 可抑制远曲小管 Na^+ 转运，降低 Na^+ 排泄。③对心脏，循环与局部的 Ang II 可作用于心肌细胞和非心肌细胞。Ang II 作用于心脏交感神经末梢突触前膜 AT₁ 受体，促进去甲肾上腺素释放，增加心肌收缩力，加快心率。收缩冠状动脉血管，并促进内皮素分泌。Ang II 生长因子样作用，可促进平滑肌细胞、成纤维细胞增殖与心肌细胞增殖，引起心脏构型重建。

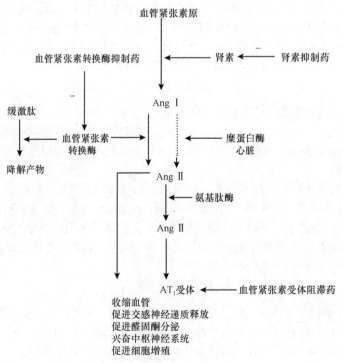

图 5-1　肾素-血管紧张素-醛固酮系统及其抑制药的作用示意图

－表示抑制

肾素-血管紧张素-醛固酮系统具有多种双重调节效应和体系内外的自稳态调节功能，既是维持循环血压重要的体液调节因素，在应激状态下激活适应外界环境变化，又在高血压、肾病、心肌肥厚等疾病中发挥重要的病理作用。过度激活的肾素-血管紧张素-醛固酮系统是原发性高血压形成的原因之一，目

前可抑制肾素-血管紧张素-醛固酮系统的药物有血管紧张素转换酶抑制药、血管紧张素受体拮抗药、肾素抑制药。

（一）血管紧张素转换酶抑制药

ACE 的活性部位，有两个结合点，其中一个含 Zn^{2+} 的是血管紧张素转换酶抑制药有效基团的必需结合部位。一旦结合，ACE 的活性消失。目前的血管紧张素转换酶抑制药按照与 Zn^{2+} 结合的基团不同分为 3 类：①含巯基（—SH）的有卡托普利、阿拉普利（alacepril）。②含羧基（—COOH）的有依那普利（enalapril）、赖诺普利（lisinopril）、喹那普利（quinapril）、培哚普利（perindopril）、贝那普利等，含羧基的血管紧张素转换酶抑制药与 Zn^{2+} 结合较牢，故作用也较强较久。例如，依那普利等含有—$COOC_2H_5$，它必须在体内转化为—COOH，成为依那普利酸（enalaprilat），才能与 Zn^{2+} 结合起作用。③含次磷酸基（—POOR）的有福辛普利（fosinopril），其—POOR 必须转化为—POOH 的福辛普利酸（fosinoprilat）才发挥作用。目前临床应用的血管紧张素转换酶抑制药有十余种，这类药物能有效地降低血压，对心功能不全及缺血性心脏病等也有良效。

1. 药理作用与机制 体外试验证明，血管紧张素转换酶抑制药对 ACE 具有直接抑制作用。体内试验证明，该类药物显著降低血浆中 Ang Ⅱ 浓度，并能抑制外源性 Ang Ⅰ 的升压作用。本类药具有较强的降压作用，对肾性高血压、原发性高血压均有效，不仅可治疗高肾素型高血压，还能降低正常或低肾素型高血压患者的血压。血管紧张素转换酶抑制药治疗老年性高血压、高血压合并脑或外周血管疾病及高血压合并肾衰竭，具有其他抗高血压药物所不及的优点。与其他降压药比较，血管紧张素转换酶抑制药具有以下特点：①降压时不伴有反射性心率加快，对心排血量无明显影响；②可预防和逆转心血管构型重建；③改善肾血流量，保护肾脏；④改善胰岛素抵抗，增加机体组织胰岛素的敏感性，改善糖代谢，且不引起脂质代谢改变和电解质紊乱。

ACE 是大分子含锌酸性糖蛋白，分子质量约为 150kDa。血管紧张素转换酶抑制药与 Ang Ⅰ 或缓激肽竞争 ACE。以卡托普利为例说明这类药物与 ACE 的结合方式，卡托普利有 3 个基团可与 ACE 的活性部位相结合：①脯氨酸的末端羧基与酶的正电荷部位（精氨酸）以离子键结合；②肽键的羰基与酶的供氢部位以氢键结合；③巯基与酶中 Zn^{2+} 结合（图 5-2）。血管紧张素转换酶抑制药与 ACE 结合后使其失去活性。

血管紧张素转换酶抑制药的降压机制主要通过抑制 ACE，减少 Ang Ⅱ 生成，从而降低循环与组织肾素-血管紧张素-醛固酮系统活性。

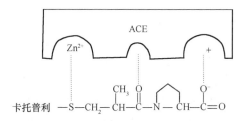

图 5-2 ACE 活性与卡托普利结合的示意图

（1）抑制血浆与组织中 ACE，减少循环与组织中 Ang Ⅱ，舒张动脉与静脉，降低外周血管阻力。

（2）减少缓激肽降解，升高缓激肽水平，缓激肽具有扩张血管的作用，同时可促进其他扩血管物质一氧化氮（NO）、前列腺素生成，增强舒张血管效应。

（3）减弱 Ang Ⅱ 对交感神经末梢突触前膜 AT_1 受体的作用，减少去甲肾上腺素释放，并能抑制中枢肾素-血管紧张素-醛固酮系统，降低中枢交感神经系统活性，从而降低外周交感神经活性。

（4）抑制心肌与血管组织 Ang Ⅱ 生成，防止心肌与血管平滑肌增生，血管构型重建，降低血管僵硬度，增加心肌与血管顺应性。

（5）减少肾组织 Ang Ⅱ 生成，减弱 Ang Ⅱ 的抗利尿作用，以及减少醛固酮分泌，促进水钠排泄，减轻水钠潴留。

2. 体内过程 不同血管紧张素转换酶抑制药的化学结构不同，体内过程也存在较大差异。食物可影响卡托普利的吸收，应在餐前 1h 服用。依那普利、喹那普利、培哚普利、福辛普利等为前体药，须在体内转化后才能发挥作用。除福辛普利、司派普利通过肝、肾清除外，大多数血管紧张素转换酶抑制药通过肾脏清除，因此肾功能显著降低的患者药物血浆清除率降低，应适当减少用量。

3. 临床应用 适用于各型高血压。血管紧张素转换酶抑制药对肾性高血压和原发性高血压均有效，可治疗高肾素高血压，也能降低正常或低肾素高血压患者的血压。血管紧张素转换酶抑制药对缺血心肌与肾脏具有保护作用，可增加胰岛素抵抗患者的胰岛素敏感性，尤其适用于伴有 CHF、缺血性心脏病、糖尿病肾病的高血压患者，可延缓病情的发展，显著改善生活质量。

4. 不良反应与注意事项 可能出现首剂效应而致低血压，宜从小剂量开始试用，并密切监测，多见于口服吸收快、生物利用度高的血管紧张素转换酶抑制药。其他主要的不良反应有高血钾、肾功能损害、咳嗽、血管神经性水肿等。肾功能正常者，服用血管紧张素转换酶抑制药，一般少见高血钾；肾功能受损时或与保钾利尿药、非甾体抗炎药、β受体拮抗药合用易致高血钾。正常人应用血管紧张素转换酶抑制药可使肾灌注压降低，但肾血流量同时增加，因此肾小球滤过率一般无明显影响；肾动脉硬化或肾异体移植时，可引起可逆性肾功能受损。咳嗽多为刺激性干咳，见于用药开始几周内，可能与抑制肺血管床的缓激肽和 P 物质降解有关。血管神经性水肿多见于嘴唇、舌头、口腔、鼻部与面部其他部位，偶可发生于喉头，可威胁生命。血管神经性水肿发生的机制与增加缓激肽或其代谢产物有关。久用可致血锌降低而引起皮疹、味觉和嗅觉缺损、脱发等。可引起胎儿畸形，胎儿发育不良甚至死胎，孕妇忌用。

（二）血管紧张素受体拮抗药

Ang Ⅱ与血管紧张素受体（AT 受体）相互作用产生效应。目前研究发现 AT 受体有 4 种亚型，即 $AT_1 \sim AT_4$。AT_1 受体主要分布在心血管、肾、肺、神经。AT_2 受体主要分布于肾上腺髓质、脑组织。Ang Ⅱ的心血管作用主要通过 AT_1 受体介导，AT_2 受体的生理作用尚未完全清楚。血管紧张素受体拮抗药能选择性阻断血管平滑肌和肾上腺中的 Ang Ⅱ与 AT_1 受体的结合，从而阻断血管收缩及醛固酮的分泌，产生降低效应，且本类药物耐受性好，不良反应较少，对靶器官具有保护作用，长期服用可降低患者的发病率和死亡率。

Ang Ⅱ的生成除通过 ACE 代谢途径外，还可通过非 ACE 途径形成，如左心室有 80%、血管有 70% 的 Ang Ⅱ为糜蛋白酶（chymase）催化形成。循环中肾素-血管紧张素-醛固酮系统以 ACE 作用为主，而组织中的肾素-血管紧张素-醛固酮系统则以糜蛋白酶为主。血管紧张素转换酶抑制药不能抑制糜蛋白酶途径下生成 Ang Ⅱ的作用。而血管紧张素受体拮抗药能特异性与 AT_1 受体结合，阻断不同代谢途径生成 Ang Ⅱ与 AT_1 受体的结合，从而抑制 Ang Ⅱ的心血管作用。此外，血管紧张素受体拮抗药不影响激肽的代谢，不会产生由于缓激肽、P 物质堆积引起的咳嗽、血管神经性水肿等不良反应。

临床常用的血管紧张素受体拮抗药包括氯沙坦（losartan）、替米沙坦、厄贝沙坦（irbesartan）、缬沙坦（valsartan）等，它们具有与受体亲和力高、选择性强、口服有效、作用时间长、无激动作用等优点。

氯 沙 坦

氯沙坦在 1994 年首次上市，目前已在多个国家被批准使用，主要用于原发性高血压。

【药理作用】　氯沙坦能特异性地拮抗 AT_1 受体，阻断循环和局部组织 Ang Ⅱ所致的动脉血管收缩、交感神经兴奋和压力感受器敏感性增加等效应，强力和持续性降低血压，使收缩压和舒张压下降。长期降压作用可能还与调节水、盐平衡，降低血管肥厚和改善血管的反应性有关。大规模临床试验证明氯沙坦能降低心血管疾病的病死率。对血糖、血脂代谢无不利影响。其还具有改善肾血流动力学作用，减轻肾血管阻力，选择性扩张出球小动脉，降低肾小球内压力，降低蛋白尿，增加肾血流量和肾小球滤过率，保护肾脏而延缓慢性肾功能不全的过程，特别对糖尿病肾病的恶化有逆转作用。

【体内过程】　氯沙坦口服吸收迅速，肝脏首过效应明显，生物利用度为 33%~37%，t_{max} 为 0.25~2h，$t_{1/2}$ 为 1.3~2.5h，血浆蛋白结合率为 98.7%，主要在肝脏被细胞色素 P450 酶代谢，氯沙坦及其代谢产物大部分经肝脏和泌尿道排泄。动物实验发现可经乳汁分泌。

【临床应用】　可用于轻、中度高血压的治疗，通常起始和维持剂量为每日一次，每次 50mg，治疗 3~6 周可达到最大降压效果。肝功能不良患者宜减量。

【不良反应与注意事项】　不良反应较血管紧张素转换酶抑制药少，主要有眩晕、高血钾等。儿童、妊娠期妇女和哺乳期妇女禁用。

替 米 沙 坦

替米沙坦为非肽类血管紧张素受体拮抗药，可选择性地、难以逆转地阻滞 AT_1 受体，作用持久，而对其他受体系统无影响。可用于轻、中度高血压。常见不良反应有后背痛（如坐骨神经痛）、胸痛、流感样症状、感染症状（如泌尿道感染包括膀胱炎），其次有视觉异常、多汗。严重肝功能不全、妊娠中末期及哺乳期患者忌用。

（三）肾素抑制药

肾素是作用于肾素-血管紧张素-醛固酮系统的第一个限制步骤，血管紧张素原是其底物，抑制肾素的活性，可同时降低血浆 Ang Ⅰ和 Ang Ⅱ水平，从而抑制肾素-血管紧张素-醛固酮系统活性。肾素抗体（抗血清、单克隆抗体、Fab 片段）可有效抑制肾素活性，降低血压，但因口服无效及反复应用可产生过敏反应，限制了其临床应用。

肾素抑制药分为肽类和非肽类。依那吉仑（enalkiren）属肽类肾素抑制药，能降低高血压患者血浆 Ang Ⅱ、醛固酮水平，同时降低外周阻力，产生降压作用。但该药口服生物利用度低，临床应用受限。

非肽类肾素抑制药瑞米吉仑（remikiren）口服有效，降压作用强于依那吉仑，能够降低患者血浆 Ang Ⅱ，从而使外周血管阻力降低，血压下降，并在降压同时增加有效肾血流量。

第三节　其他抗高血压药

一、中枢性降压药

中枢性降压药有可乐定（clonidine）、甲基多巴、莫索尼定（moxonidine）、利美尼定（rilmenidine）等，分别作用于中枢 α_2 受体或咪唑啉受体而产生降压作用。

可 乐 定

【药理作用】　可乐定降压作用中等偏强，可抑制中枢神经，降低交感神经活性，从而使外周阻力、肾血管阻力、心率及血压降低。口服 30～60min 后起效，2～4h 作用达高峰，持续 6～8h。对肾血流量和肾小球滤过率无显著影响。可降低肾素活性，但其降压作用与血浆肾素活性无关，机制尚不明确；具有中枢镇静作用，还能抑制胃肠道的分泌和运动；对脂代谢无明显影响。

动物实验证明，静脉给予可乐定后实验动物先出现短暂的血压升高，随后产生持久的血压下降。微量可乐定注入椎动脉或小脑延髓池可产生显著降压作用，但等量静脉给药并无降压效应。这表明可乐定作用部位在中枢。可乐定主要的降压机制是激动延髓孤束核及侧网状核的去甲肾上腺素能神经元（抑制性神经元）α_2 受体，降低血管运动中枢的紧张性，使外周交感神经活性降低。此外，可乐定作用于侧网状核的咪唑啉 I_1 受体也与其降压作用有关。可乐定还可激动外周去甲肾上腺素能神经末梢突触前膜的 α_2 受体，通过负反馈调节，减少去甲肾上腺素的释放，参与降压作用。

大剂量可乐定将激活外周血管平滑肌上的 α_2 受体，收缩血管，减弱降压作用。

【体内过程】　可乐定口服吸收良好，生物利用度约为 75%，3～5h 可乐定的血药浓度达峰值，$t_{1/2}$ 为 12～16h。脂溶性高，易透过血脑屏障，也可经皮肤吸收。约 50% 在肝脏代谢，原型和代谢产物主要经肾排泄。

【临床应用】　适用于中、重度高血压。不影响肾血流量和肾小球滤过率，能抑制胃肠道分泌和运动，尤其适用于肾性高血压兼患消化性溃疡的高血压患者。但不作为一线用药，常与其他降压药配合，如与利尿药合用有协同作用。

【不良反应与注意事项】　大多数不良反应轻，在连续用药过程中可消失。主要有嗜睡、口干、便秘、镇静，绝大部分患者几周后可消失。其他不良反应有阳痿、恶心、眩晕、鼻黏膜干燥、腮腺痛等。久用可致水钠潴留，合用利尿药能避免。突然停药可出现反跳现象，短时的交感神经亢进表现为心悸、出汗、血压突然升高等。长期服用可乐定后，突触前膜 α_2 受体的敏感性降低，负反馈作用减弱，突然停药导致去甲肾上腺素大量释放，导致血压升高。一旦出现，可恢复应用可乐定或用 α 受体拮抗药酚妥拉明治疗。

甲 基 多 巴

甲基多巴（methyldopa），又名 α-甲基多巴，属中等偏强的降压药，其降压作用与可乐定相似，降压时伴有心率减慢，心排血量减少，对肾血流量和肾小球滤过率无明显影响；还具有镇静、降低眼压作用。甲基多巴进入中枢后转变为 α-甲基去甲肾上腺素，后者激动血管运动中枢突触后膜 α_2 受体，使交感神经传出冲动减少，外周阻力降低而降压。治疗中、重度高血压，可长期用药。尤适用于肾性高血压或肾功能不良的高血压患者。不良反应较重，如头晕、头痛、乏力、注意力不集中、口干、恶心、呕吐、便秘、腹胀、水肿等。中毒时可出现低血压、严重的心动过缓、房室传导阻滞、晕厥等。严重者可见急性重型肝炎，偶见甲基多巴中毒引起的溶血性贫血、粒细胞减少等，故现已很少用。

利美尼定与莫索尼定

利美尼定、莫索尼定为第二代中枢性降压药，它们主要激动咪唑啉受体，对 α_1 受体几乎无作用，因此比可乐定、甲基多巴降压时所出现镇静、口干及可乐定突然停药引起反跳现象的不良反应较少。咪唑啉受体分为咪唑啉 I_1 受体和咪唑啉 I_2 受体，咪唑啉 I_1 受体可能属 G 蛋白偶联受体，肌醇三磷酸（inositol triphosphate，IP_3）和二酰甘油（diacylglycerol，DAG）可能是信号转导的第二信使。咪唑啉 I_1 受体仅参与血压的中枢调节，无镇静作用。

利美尼定是第一个用于抗高血压的咪唑啉受体激动药，第二代中枢降压药中的代表药物。对咪唑啉 I_1 受体的亲和力高于 α_2 受体，主要作用是使交感神经发放冲动减少，血压降低。该药抑制 Na^+-K^+ 交换可能是其降低外周血管阻力机制之一。可用于高血压治疗。在常用剂量下无镇静作用，对血糖、血脂和肾功能无明显不良影响。单独应用，利美尼定的降压作用与噻嗪类利尿药、β 受体拮抗药、血管紧张素转换酶抑制药及其他中枢降压药相当；也可与利尿药合用，产生协同作用。长期应用能减轻左心室肥厚和改善动脉顺应性，也可用于治疗心力衰竭。利美尼定口服吸收快且完全，$1\sim2h$ 起效，无首关效应，$t_{1/2}$ 为 8h，作用维持 $14\sim17h$，60% 药物以原型经肾排泄。不良反应少且轻微，有口干、嗜睡、便秘，约 2% 患者出现性功能障碍。无停药反应。

莫索尼定的降压作用机制及药理特性与利美尼定相似，为咪唑啉 I_1 受体的选择性激动剂，对咪唑啉 I_1 受体具有高度亲和力，通过激动延髓咪唑啉受体，使外周交感神经活性降低，血管扩张，外周血管阻力下降，从而降低血压。对 α_2 受体的亲和力较弱，因此在降压时不减慢心率，也无明显中枢镇静作用。临床研究证明，治疗轻、中度高血压效应与血管紧张素转换酶抑制药、钙通道阻滞药、β 受体拮抗药及可乐定相当。可用于轻、中度原发性高血压治疗。该药口服吸收不受食物影响，吸收快，生物利用度为 88%，$t_{1/2}$ 为 $2\sim3h$，但降压作用可维持 24h。大多以原型经肾排泄。不良反应发生率较低，有口干、嗜睡、头晕等，继续用药可逐渐消失。无直立性低血压和停药反跳现象。

二、神经节阻断药

神经节阻断药能选择性与神经节细胞的 N_1 受体相结合，拮抗 ACh 与受体结合，从而阻断神经冲动在神经节中的传递。因此，神经节阻断药对交感神经节和副交感神经节均有阻断作用，药物选择性较低。阻断交感神经节引起动脉和静脉血管舒张，降低外周阻力，减少回心血量和心排血量，产生显著降压作用。阻断副交感神经节导致心率加快、视物模糊、口干、便秘和尿潴留等。

本类药物有樟磺咪芬（trimetaphan camsilate）、美卡拉明（mecamylamine）、潘必啶（pempidine）、潘托安（pentolonium）、六甲溴铵（hexamethonium bromide）等。神经节阻断药因同时阻断副交感神经节，不良反应较多，且降压作用过强过快导致直立性低血压。目前仅用于高血压危象、主动脉夹层动脉瘤、外科手术中的控制性降压。

三、去甲肾上腺素能神经末梢阻滞药

利 血 平

利血平（reserpine）是一种用于治疗高血压和精神病的吲哚型生物碱，最初从印度萝芙木中提取，国产含萝芙木总生物碱的制剂称为降压灵。因不良反应较多，已不作首选药物。利血平通过减少去甲肾上腺素的合成，抑制去甲肾上腺素再摄取，促进去甲肾上腺素排出囊泡，使神经末梢囊泡内递质耗竭，妨碍神经冲动的传递而产生降压作用。作用轻微、缓慢而持久，口服治疗量约 1 周后出现降压作用，$2\sim3$ 周达峰效应，停药后尚能持续 $3\sim4$ 周。不良反应较多，如嗜睡、口干、鼻黏膜充血和心动过缓、恶心、呕吐、食欲缺乏、性功能减退及多梦等，少数男性患者可见乳房发育。少数患者发生精神抑郁。已被其他抗高血压药物所替代。目前主要作为研究交感神经活动的重要工具药。

胍 乙 啶

胍乙啶（guanethidine）能稳定去甲肾上腺素能神经末梢膨体膜，干扰去甲肾上腺素的释放，也能耗竭去甲肾上腺素能神经末梢囊泡内的递质，降低交感神经系统活性，使外周血管阻力降低，同时伴有心率减慢，作用强而持久。胍乙啶的不良反应较多，如直立性低血压，因心排血量减少引起眩晕、乏力及交感神经功能降低而副交感神经相对占优势引起一系列不良反应，如水钠潴留、心动过缓等，故当前临床很少使用。

四、血管扩张药

血管扩张药直接作用于小动脉，松弛血管平滑肌，降低外周血管阻力，产生降压作用。本类药降压时可反射性引起交感神经兴奋、水钠潴留、肾素-血管紧张素-醛固酮系统激活，影响降压效果，并可能诱发心绞痛，单独使用效果不好，因此常与利尿药、β 受体拮抗药等合用，用于治疗中、重度高血压，可提高疗效、减少不良反应。

肼 屈 嗪

【药理作用】 肼屈嗪（hydralazine），又名肼苯哒嗪，通过直接松弛小动脉平滑肌，降低外周阻力而降压，对卧位和立位血压均有效；对静脉作用小，较少引起直立性低血压。降压时能反射性地兴奋交感神经，增高血浆肾素活性。其舒张小动脉的机制未明，可能是通过促进血管内皮细胞 NO 的生成，激活鸟苷酸环化酶，增加细胞内 cGMP 浓度及引起血管平滑肌细胞的超极化，降低细胞内 Ca^{2+} 含量而发挥作用。

【体内过程】 胃肠道吸收不规则，生物利用度为 16%～35%，主要在肝脏代谢，生成无活性的乙酰化代谢产物，慢乙酰化者降压作用更明显。$t_{1/2}$ 为 10～12h，作用维持 6～12h。主要经肾脏排泄。

【临床应用】 适用于中、重度高血压，为抵消其引起的反射性心动过速和水钠潴留，可加用 β 受体拮抗药和利尿药。老年人或伴有冠心病的高血压患者慎用，以免诱发或加重心绞痛。也可用于 CHF 治疗，改善症状并可降低病死率。

【不良反应与注意事项】 常见不良反应有耐药性及血管扩张作用出现的头痛、眩晕、恶心、颜面潮红、低血压、心悸等。长期大剂量（超过每日 200mg）应用可引起类风湿关节炎和全身性红斑狼疮，多见于慢乙酰化的女性患者，停药后可自行痊愈，少数严重者也可致死。

硝 普 钠

【药理作用】 硝普钠（nitroprusside sodium）对小动脉、小静脉及微血管均有扩张作用。口服不吸收，需静脉滴注给药，30s 内起效，2min 内可获最大降压效应，停药 3min 内血压回升，为强效、速效血管扩张药。硝普钠属硝基扩血管药，作用机制与有机硝酸酯类药物相似，通过释放 NO，激活鸟苷酸环化酶，增加血管平滑肌细胞内 cGMP 水平而扩张血管。

【临床应用】 主要用于各种高血压急症如急进型高血压、高血压危象，适用于伴有心力衰竭的高血压患者，也用于外科手术麻醉时的控制性降压，还用于急性左侧心力衰竭、肺水肿及难治性心力衰竭。

【不良反应与注意事项】 短期适量应用，不良反应较少。过度降低血压可引起呕吐、出汗、头痛、心悸等不良反应。连续大剂量应用，因血中的代谢产物硫氰酸盐过高而发生中毒。小剂量长期用此药也可导致硫氰酸盐中毒，可引起甲状腺功能减退。肝肾功能不全者禁用。硝普钠见光易变质，滴注瓶应用黑纸遮住，静脉给药前新鲜配制。

米 诺 地 尔

米诺地尔（minoxidil）为钾通道开放药，主要开放 ATP 敏感钾通道（$I_{K (ATP)}$），直接舒张血管，产生降压作用。同类药物还有二氮嗪（diazoxide）、尼可地尔（nicorandil）、吡那地尔（pinacidil）、克罗卡林（cromakalim）等。

【药理作用】 米诺地尔的降压作用较肼屈嗪强而持久。舒张小动脉平滑肌，降低外周血管阻力，从而使血压下降。不扩张小静脉，周围血管阻力降低后引起反射性心率加快、心排血量增加。降压后肾素活性增高，引起水钠潴留。米诺地尔激活血管平滑肌细胞的 $I_{K (ATP)}$，促进钾外流，使细胞膜超极化，电压依赖性钙通道失活，钙内流减少，使血管扩张。

【体内过程】 口服易吸收，生物利用度为 90%，给药 1h 后血药浓度达峰值，在肝脏代谢，其代谢物与葡糖醛酸结合主要从尿中排泄，$t_{1/2}$ 为 2.8～4.2h。

【临床应用】 用于重度或顽固性高血压及肾性高血压，不宜单用，与利尿药、β 受体拮抗药合用，有协同作用且可避免水钠潴留和交感神经的反射性兴奋。

【不良反应与注意事项】 主要不良反应有水钠潴留引起的体重增加、下肢水肿，反射性交感神经兴奋可引起心率加快、心律失常、皮肤潮红。多毛症常在用药后 3～6 周出现，停药 1～6 个月后消退。

二 氮 嗪

二氮嗪降压机制同米诺地尔，通过激活 $I_{K (ATP)}$，直接松弛小动脉平滑肌，降低周围血管阻力，使血压急剧下降。该药静脉注射后降压作用迅速，30s 内起效，3～5min 降压作用达峰，作用维持 4～12h。适用于高血压危象的急救及高血压脑病。不良反应较多，用药后可能出现短暂性脑缺血发作或心肌缺血、发热、头痛、恶心、失眠、便秘等，偶见心率加快，诱发心绞痛等，也可引起水钠潴留，过量可引起低血压甚至休克。长期应用该药能抑制胰岛素分泌，出现高血糖。

第四节 抗高血压药的合理应用

我国目前有 2.45 亿高血压患者，高血压可称"中国第一疾病"。与血压正常人群相比，高血压患者平均寿命缩短 15～20 年，给患者、家庭和国家造成巨大经济负担。降压和保护靶器官（如心、脑、肾），降低并发症的发生率和病死率是高血压治疗的两大主要目的。临床抗高血压药物种类繁多、各有特点，高血压的病理生理情况也具有显著个体差异，因此应根据病情并结合药物特点合理用药。

1. 根据高血压程度选用药物　世界卫生组织推荐的一线降压药物是利尿药、β 受体拮抗药、血管紧张素转换酶抑制药、钙通道阻滞药、α₁ 受体拮抗药、血管紧张素受体拮抗药。长效抗高血压药降压持续、平稳并有可能保护靶器官，效果优于短效制剂。在改善生活方式的基础上，轻、中度高血压初始药物治疗为单药治疗。若单药治疗效果不好，可采用二联用药，如首选利尿药，加用上述其他一线药。若仍无效，可采用三联用药，即在二联用药的基础上加用中枢降压药或血管扩张药。

2. 根据病情特点选用药物　①高血压合并心功能不全或支气管哮喘者，宜用利尿药、血管紧张素转换酶抑制药、哌唑嗪等，不宜用 β 受体拮抗药；②高血压合并肾功能不良者，宜用血管紧张素转换酶抑制药、钙通道阻滞药、甲基多巴；③高血压合并窦性心动过速，年龄在 50 岁以下者，宜用 β 受体拮抗药；④高血压合并消化性溃疡者，宜用可乐定，不宜用利血平；⑤高血压伴潜在性糖尿病或痛风者，宜用血管紧张素转换酶抑制药、α₁ 受体拮抗药和钙通道阻滞药，不宜用噻嗪类利尿药；⑥高血压伴有精神抑郁者，不宜用利血平、甲基多巴；⑦高血压危象及脑病时，宜静脉给药，首选硝普钠，也可用二氮嗪，高效利尿药如呋塞米等；⑧老年高血压，上述第一线药物均可应用，避免使用能引起直立性低血压的药物（大剂量利尿药、α₁ 受体拮抗药等）和影响认知能力的药物（如可乐定、甲基多巴）。

3. 抗高血压药物的联合应用　当一种抗高血压药无效时，可改用作用机制不同的另一种抗高血压药。单一药物有较好反应，但降压未达到目标，可联合用药。联合用药应从小剂量开始并应采用作用机制不同的药物，以提高疗效、减少不良反应。例如，氢氯噻嗪与血管紧张素转换酶抑制药或 β 受体拮抗药合用，后两者可消除氢氯噻嗪激活肾素-血管紧张素-醛固酮系统的作用。又如，β 受体拮抗药与肼屈嗪合用，β 受体拮抗药减慢心率、抑制肾素分泌，可取消肼屈嗪加快心率与促肾素分泌作用。

4. 避免降压过快、过剧　药物一般宜从小剂量开始，逐步增量，达到满意效果后改维持量以巩固疗效，避免降压过快、过剧，以免造成重要器官灌流不足等。高血压治疗多需长期系统用药，不宜中途随意停药，更换药物时亦应逐步替代。

5. 个体化治疗　高血压治疗应个体化，主要根据患者年龄、性别、种族、病情程度、并发症等情况制订治疗方案，维持和改善患者的生存质量，延长寿命。在选药个体化的同时，剂量的个体化也非常重要，如普萘洛尔、氢氯噻嗪，同一剂量不同人群服用，血药浓度相差数十倍。不同患者或同一患者在不同病程时期及不同患者病情相似时，所需剂量均可不同。应根据"最佳疗效，最少不良反应"的原则，为每位患者选择最适宜剂量。

【思考题】
1. 目前一线降压药分为哪几类？简述其降压机制。
2. 临床抗高血压药物应用原则有哪些？

【案例分析】
患者，男，63 岁，就诊时血压 24/15kPa，心电图示左心室肥厚，空腹血糖 5.8mmol/L，尿常规蛋白（+），尿酸 410mmol/L，LDL3.1mmol/L。患者嗜烟酒，体重指数（bady mass index，BMI）29.50kg/m²。

诊断：患有 3 级高血压，同时伴有肥胖及由高血压所引起的左心室肥厚等症状。

处方：倍他洛克（美托洛尔）25mg，口服，每日 2 次；氢氯噻嗪 25mg，口服，每日 2 次。

一周后用药反馈：用药后患者血压控制不理想，仍在 20/13 kPa 左右；1 周后查空腹血糖 6.8mmol/L，尿酸 460mmol/L，LDL3.4 mmol/L，均有升高。

问题：
（1）处方中美托洛尔、氢氯噻嗪分别属于哪类降压药物，美托洛尔主要降压机制是什么？
（2）为什么服药一周后患者出现尿酸、血糖、血脂等指标异常？
（3）使用美托洛尔、氢氯噻嗪有哪些注意事项？
（4）血压控制不理想，若停用此类药物，可以选择哪些药物继续治疗？

（朱　宁）

第六章 抗慢性心功能不全药

【教学目标】

1. 掌握强心苷的药理作用、作用机制、临床应用、不良反应及强心苷中毒的防治。

2. 熟悉非强心苷类正性肌力效应药、血管扩张药和血管紧张素转换酶抑制药治疗 CHF 的药理依据和意义。

【教学重点】 强心苷的药理作用、作用机制、临床应用、不良反应及强心苷中毒的防治。

【教学难点】

1. 心力衰竭时的心肌结构和功能变化。

2. 地高辛、血管紧张素转换酶抑制药和 β 受体拮抗药的抗 CHF 的机制。

充血性心力衰竭（congestive heart failure，CHF）又名慢性心功能不全，是心肌梗死、心肌病、血流动力学负荷过重、炎症等原因引起的心肌损伤，造成心肌结构和功能的变化，此时心肌储备力明显下降，收缩和舒张功能出现障碍，表现为动脉系统供血不足、静脉系统凝血等症状。大多数 CHF 患者有心脏病病史，发病率呈上升趋势，其预后较差。

CHF 的严重程度常以纽约心脏病协会（New York Heart Association，NYHA）分级表示：I 级为日常活动无心力衰竭症状，Ⅱ级为日常活动出现心力衰竭症状（乏力、呼吸困难），Ⅲ级为低于日常活动出现心力衰竭症状，Ⅳ级为在休息时出现心力衰竭症状。

药物治疗是治疗 CHF 主要手段，随着对 CHF 时的心肌结构、功能变化、神经内分泌改变及信号转导等病理生理机制的深入研究，CHF 的治疗药物也发生着很大的变化。1785 年英国医师 W. Withering 首次报道了洋地黄可用于水肿的治疗，成为 20 世纪 20 年代治疗 CHF 的主要药物，由此进入了具有正性肌力效应的强心苷类药物治疗 CHF 的年代。但因缺少正性松弛作用，且安全范围小，对严重的 CHF 疗效不佳。到 50 年代后期，噻嗪类利尿药与强心苷合用治疗 CHF，疗效明显提高，是 CHF 药物治疗的一大进展。从 70 年代，开始合用血管扩张药减轻心脏前或后负荷、改善血流动力学的变化以提高疗效，增加运动耐量。临床研究发现，一般的血管扩张药并不降低 CHF 的死亡率，而且长期使用疗效降低。70 年代后期，多巴胺及另外一些 β 受体激动药如多巴酚丁胺等，因具有正性肌力效应及一定程度的血管扩张作用，用于急性心肌梗死后的 CHF，具有较好的治疗效果。但多巴胺及其同系物不能口服，不降低心肌耗氧量，作用短暂又易产生耐受性，不适于 CHF 的长期治疗。继之磷酸二酯酶Ⅲ抑制剂应用于临床，但此类药物由于不良反应多，毒性反应可致命，已少用或短期应用。近年来，研究者认识到神经、激素、神经内分泌系统，包括交感神经系统、肾素-血管紧张素-醛固酮系统、精氨酸加压素（arginine vasopressin，AVP）、心房钠尿肽（atrial natriuretic peptide，ANP）、内皮素（endothelin，ET）、肿瘤坏死因子（tumor necrosis factor，TNF）及前列腺素（prostaglandin，如 PGI_2、PGE_2）在 CHF 发生及发展中的重要作用，由此研究者选择将调整神经激素内分泌的药物用于 CHF 的治疗，收到较好的治疗效果。20 世纪 80 年代中期开始，在血管紧张素转换酶抑制药的实验研究及临床应用中发现，血管紧张素转换酶抑制药除具有扩张血管作用外，还可防止和逆转心肌肥厚、重构及成纤维化，可降低 CHF 的死亡率，使 CHF 的治疗有较大的进展。血管紧张素转换酶抑制药的应用改变了以往认为 CHF 的发病与发展难以预防、预后不佳的观念，为寻找具有防治心肌重构的强心药带来了新的启示。在 CHF 时，患者血循环中儿茶酚胺水平明显提高，引起心肌 $β_1$ 受体下调，从而导致对 β 受体激动药的敏感性下降，因此近年来应用 β 受体拮抗药以逆转 $β_1$ 受体下调，同时可抑制过高的交感神经活性。改变了以往 β 受体拮抗药不能用于 CHF 的认识。因此有人提出，在心功能恶化之前早期应用 β 受体拮抗药，对改善预后有一定价值。此外，钙增敏剂及钙通道阻滞药应用于 CHF 的治疗，其疗效尚有待临床研究进一步证实。

治疗 CHF 的药物有以下几类。

1. 强心苷类 地高辛等。

2. 利尿药与血管扩张药 噻嗪类、硝普钠等。

3. 血管紧张素转换酶抑制药及血管紧张素受体拮抗药 卡托普利等。

4. β 受体拮抗药 卡维地洛等。

5. 其他治疗 CHF 的药物

（1）磷酸二酯酶Ⅲ抑制剂：氨力农、米力农等。

（2）钙增敏剂：匹莫苯等。

（3）钙通道阻滞药：氨氯地平等。

（4）β 受体激动药：多巴酚丁胺、扎莫特罗等。

第一节 强 心 苷 类

强心苷是一类选择性作用于心脏，加强心肌收缩力的苷类化合物，又名强心甙或强心配糖体。临床主要用于 CHF 的治疗，也可用于治疗某些心律失常，尤其是室上性心律失常。常用的药物有地高辛（digoxin）、洋地黄毒苷（digitoxin）、毛花苷丙（lanatoside C）、毒毛花苷 K 等（strophanthin K）。

（一）构效关系

强心苷由糖和苷元两部分组成。糖的部分由葡萄糖或稀有糖如洋地黄毒糖等组成，无正性肌力效应，但可增加药物的极性。苷元由甾核和不饱和内酯环两部分组成。甾核具有 3 个重要的取代基。C_3 位具有 β 构型的羟基，C_{14} 须有一个 β 构型的羟基，C_{17} 连接有 β 构型的内酯环，是正性肌力效应的关键结构。对强心苷进行化学结构改造，可增加其安全范围，减少毒性反应。

（二）药理作用与机制

1. 对心脏的作用

（1）对心肌收缩力的作用：强心苷对心脏具有直接的选择性作用，可增强心肌收缩力，即正性肌力效应，使心肌纤维张力上升及缩短速度加快，使心肌收缩有力而敏捷，表现为左心室内压最大上升速度（dp/dt_{max}）增大，心肌最大缩短速度（V_{max}）加快，由此可明显加强衰竭心脏的收缩力，增加心排血量，从而解除心功能不全动态系统缺血的症状。对正常人并不增加心排血量，因强心苷还具有收缩血管而增加外周阻力的作用，限制了心排血量的增加。但在 CHF 状态下，因强心苷可通过间接反射性作用，抑制正处于兴奋状态的交感神经活性，可在不增加外周阻力情况下，使心排血量增加。

强心苷类对心肌收缩过程的作用与收缩蛋白及其调节蛋白无关，也不影响心肌能量供应，但能增加兴奋时心肌细胞内 Ca^{2+} 量，这是强心苷正性肌力效应的基本机制。

目前认为 Na^+，K^+-ATP 酶是强心苷的受体。强心苷可与心肌细胞膜上 Na^+，K^+-ATP 酶结合并抑制其活性，见图 6-1。Na^+，K^+-ATP 酶是一个二聚体，由 α 和 β 亚单位组成。α 亚单位是催化亚单位，分子质量为 112kDa，约含 1021 个氨基酸残基，贯穿膜内外两侧。β 亚单位是一糖蛋白，分子质量约 35kDa，可能与 α 亚单位的稳定性有关。强心苷的正性肌力效应与 Na^+，K^+-ATP 酶的抑制存在一定的相关性。体内条件下，治疗量强心苷抑制 Na^+，K^+-ATP 酶活性约 20%，使细胞内 Na^+ 量增多，K^+ 量减少，细胞内增多的 Na^+ 再通过 Na^+-Ca^{2+} 交换机制，使 Na^+ 内流减少，Ca^{2+} 外流减少或是使 Na^+ 外流增加的同时，Ca^{2+} 内流增加，其结果是细胞内 Ca^{2+} 量增加，肌质网摄取 Ca^{2+} 也增加，储存增多。另外发现，细胞内 Ca^{2+} 少量增加时，还能增强 Ca^{2+} 离子流，使每一动作电位 2 相内流的 Ca^{2+} 增多，此 Ca^{2+} 又能促使肌质网的钙释放，即"以钙释钙"的过程。这样，在强心苷作用下，心肌细胞内可利用的 Ca^{2+} 量增加，使心肌收缩力加强。当 Na^+，K^+-ATP 酶活性抑制大于 30% 时，可能出现毒性反应；当为 60%～80% 时可产生明显的毒性反应。原因是心肌细胞内的钙超载，加重强心苷本身心肌正性松弛作用的不足。此外，心肌细胞内明显低钾，使心肌细胞自律性提高，出现各种心律失常。

（2）对心率的影响：强心苷具有负性频率作用（negative chronotropic action），可使心率加快的 CHF 心率减慢。这一作用是继发于强心苷的正性肌力效应，使心排血量增多，刺激颈动脉窦、主动脉弓压力感受器，兴奋迷走神经而使心率减慢。此外，强心苷还可增敏窦弓感受器，直接兴奋迷走神经与结状神经节及增加窦房结对 ACh 的反应性（图 6-2）。在 CHF 时，体内交感神经活性增高，压力感受器反射的敏感性明显下降，其原因与该部位的 Na^+，K^+-ATP 酶的活性有关，由于该酶活性增高，压力感受器细胞内 K^+ 增多，膜电位负性增大，细胞呈超极化，兴奋性被阻抑，敏感性下降，强心苷可抑制 Na^+，K^+-ATP 酶，翻转了上述作用，避免超极化，从而恢复压力感受器的正常敏感性和反射机制，利于 CHF 的治疗。

负性频率作用对解除 CHF 症状是有利的。心率减慢，首先可使衰竭的心脏得以休息；同时舒张期延长，增加静脉回心血量，从而保证心排血量提高；与此同时，利于冠状动脉的血液灌注，从而有益于 CHF 心肌的营养供应。

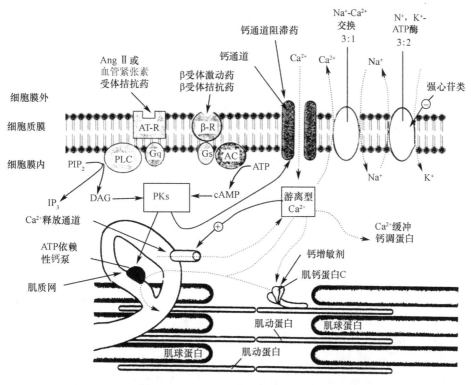

图 6-1 抗 CHF 药物作用靶点及机制模式图

AT-R. 血管紧张素受体；β-R. β 受体；PIP₂. 磷脂酰肌醇二磷酸；PLC. 磷脂酶 C；DAG. 甘油二酯；IP₃. 三磷酸肌醇；Gq. q 型 G 蛋白；Gs. s 型 G 蛋白；AC. 腺苷酸环化酶；PKs. 蛋白激酶 s

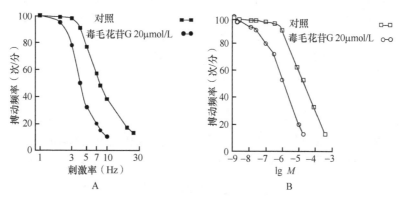

图 6-2 迷走神经刺激（A）与 ACh（B）对离体豚鼠心脏窦房结起搏点的作用

lg$M$. 对数浓度。在毒毛花苷 G 作用下，迷走神经刺激和 ACh 的反应曲线均显著左移，表明其对胆碱能刺激的敏感性明显增高

（3）对心肌耗氧量的影响：强心苷对衰竭且已扩大的心脏，在加强心肌收缩力时，不增加甚至可减少心肌的耗氧量，对正常心脏，却可使心肌耗氧量增加。心肌耗氧量的主要决定因素是室壁张力、射血时间及心肌收缩力和收缩速度。虽然强心苷可使 CHF 的心肌收缩力增强，心肌耗氧量增多，但基于正性肌力效应，使射血时间缩短，心室内残余血量减少，心室容积缩小，室壁张力下降及负性频率的综合作用使心肌总耗氧量并不增加甚至减少，提高心脏的工作效率，这是它有别于儿茶酚胺类药物的显著特点，也提示对正常人或心室容积未见扩大的冠心病、心绞痛患者，强心苷可增加心肌耗氧，并无益处。

（4）对心肌电生理特性的影响：CHF 的病因不同，病变部位各异，心肌电生理特点不尽一致，强心苷用药剂量的改变也会直接或间接影响其电生理特性。因此，强心苷对此作用比较复杂。治疗剂量对心肌电生理的影响，具有一定的临床意义，为临床应用提供理论基础，但过量中毒时会引起各种不同的电生理改变。①传导性：强心苷在小剂量时，由于增强迷走神经的作用，使 Ca²⁺ 内流增加，房室结除极减慢，房室传导速度减慢；较大剂量时，由于抑制 Na⁺，K⁺-ATP 酶，使心肌细胞内失 K⁺，最大舒张电位减小，而减慢房室传导。②自律性：治疗量的强心苷对窦房结及心房传导组织的自律性几乎无直接作用，而间接地通过加强迷走神经活性，使自律性降低；中毒量时直接抑制浦肯野纤维细胞膜 Na⁺，K⁺-ATP 酶，使细胞内失 K⁺，自律性增高，易致室性期前收缩。③ERP：强心苷由于加速 K^+ 外流，使心房肌复极化加速，因而 ERP 缩短；对心室肌及浦肯野纤维，由于抑制 Na^+，K^+-ATP 酶，使最大舒张电位减小，ERP 缩短；房室结主要受迷走神经兴奋的影响，ERP 延长。

（5）对心电图的影响：根据强心苷对心肌电生理特性的影响，心电图也有相应的变化。治疗剂量强心苷最早引起 T 波的变化，可见幅度减少，低平或倒置。ST 段成鱼钩状，这与动作电位 2 相缩短有关，也是临床判断应用强心苷的依据，称为"洋地黄效应"。P—R 间期延长，反映传导速度减慢；Q—T 间期缩短，说明浦肯野纤维和心室肌 APD 缩短；P—P 间期延长，反映心率减慢。中毒剂量时可出现各种类型的心律失常，心电图检查可及时发现其相应的改变。

2. 对神经系统及神经内分泌的作用

（1）对神经系统的作用：在 CHF 时，交感神经系统活性明显提高，血浆中去甲肾上腺素（noradrenaline，NA）含量显著增加，可直接产生心脏毒性，这也是促进 CHF 病理生理发展变化的危险因素之一。强心苷除由于正性肌力效应反射性抑制交感神经活性外，还具有直接作用。长期应用地高辛，可降低循环中去甲肾上腺素的浓度，抑制交感活性，改善 CHF 预后。但中毒剂量下，强心苷可通过中枢及外周作用，提高交感神经活性。此外，强心苷作用于迷走神经系统的多部位，增加其活性。治疗剂量时，强心苷对中枢神经系统无明显影响，中毒剂量可兴奋延髓催吐化学感受器触发区（chemoreceptor trigger zone，CTZ），引起呕吐，此作用可由多巴胺受体（D_2）所介导，可被氯丙嗪阻抑。另外，过量中毒也可引起中枢兴奋，出现幻觉、妄想等一些中枢兴奋的症状。

（2）对神经内分泌的影响：近年研究认为，CHF 的发生与发展和神经激素失调（neurohormonal disorder），又名神经内分泌失调（neuroendocrine disorder）具有重要关系。地高辛可抑制肾素-血管紧张素-醛固酮系统，降低血浆肾素的活性，进而减少 Ang II、醛固酮的分泌，产生对心脏的保护作用。强心苷能促进 ANP 的分泌，恢复 ANP 受体的敏感性，进一步对抗肾素-血管紧张素-醛固酮系统而产生利尿作用。

3. 对血管及肾脏的作用

（1）对血管的作用：强心苷的直接作用是收缩血管平滑肌，使下肢血管、肠系膜血管及冠状血管收缩，使外周阻力增加，局部血流减少。但在 CHF 时，强心苷可直接或间接抑制交感神经系统活性，超过强心苷的直接缩血管效应，综合起来将使外周阻力有所下降，局部血流增加。

（2）对肾脏的作用：在 CHF 时，强心苷通过加强心肌收缩力，使心排血量增多，肾血流增加，间接产生利尿作用。此外，强心苷可抑制肾小管细胞 Na^+，K^+-ATP 酶，降低肾小管对 Na^+ 的重吸收，产生直接利尿作用。

（三）体内过程

强心苷的体内过程取决于常用药物的极性，而极性的高低又因甾核上的羟基数目差异而不同。常用 4 种强心苷类药物的药物代谢动力学参数比较见表 6-1。

表 6-1　四种强心苷类药物的药物代谢动力学参数

参数	洋地黄毒苷	地高辛	毛花苷丙	毒毛花苷 K
甾核羟基数	1	2	3	3
给药途径	口服	口服	静脉注射	静脉注射
肝肠循环（%）	27	7	少	少
原型经肾排出（%）	10	60～90	90～100	100
显效时间	2h	1～2h	10～30min	5～10min
$t_{1/2}$	5～7d	36h	23h	12～19h
类别	慢效	中效	速效	速效

1. 吸收　强心苷类药物中，洋地黄毒苷吸收最完全而恒定，地高辛稍差，吸收比例波动大，可在 20%～80% 变动，生物利用度有明显的个体差异，可能与药物颗粒大小及药物溶出度有关。制备工艺的研究将缩小生物利用度差异。洋地黄毒苷经肝内代谢转化，具强心作用的代谢产物及未变化的原型从胆汁排出，又在肠内被吸收，从而形成一个肝肠循环，作用时间延长。

2. 分布　洋地黄毒苷、地高辛可分布于全身各种组织，以肾、心及骨骼肌中浓度较高。毛花苷丙和毒毛花苷 K 以较高的浓度分布于心、肾及肝组织中，各药均可分布于乳汁中。

3. 代谢　洋地黄毒苷主要在肝脏代谢，经 P450 氧化脱糖成苷元，部分转变为地高辛仍保留活性。地高辛在体内较少代谢，主要被还原为双氢地高辛等，其形成过程有赖于肠道细菌，人群中存在差异。毒毛花苷 K 和毛花苷丙几乎不代谢。

4. 排泄　洋地黄毒苷由于脂溶性高，在体内维持时间长，其代谢产物多数经肾排出，少量原型物也经肾排泄。地高辛以原型经肾排出，占 60%～90%，肾功能不全者易中毒。毒毛花苷 K 和毛花苷丙几乎全部以原型经肾排出。

（四）临床应用

强心苷的应用已有多年，其优点是作用较持久，无耐受现象，既有口服制剂，又有静脉注射制剂，至今仍然为部分 CHF 的首选药物。但由于其缺乏正性松弛作用，又不能延长生存时间，临床使用受限。

1. 治疗 CHF　无论对正常及衰竭心脏，还是心房肌或心室肌，强心苷均有正性肌力效应，无脱敏及快速耐受性，因此可用于临床各种原因所致的心功能不全。缺点为缺乏心肌正性松弛作用，不能纠正舒张功能障碍，对供氧及能量代谢无影响，由此强心苷对不同原因引起的 CHF，在对症治疗的效果上却有很大差别：伴有心房颤动和心室率快的 CHF，是其最佳适应证；对高血压、瓣膜病、先天性心脏病所致低排血量的 CHF 疗效良好；对贫血、甲状腺功能亢进、维生素 B_1 缺乏所致能量产生障碍的 CHF 疗效较差。对肺源性心脏病、心肌炎或风湿活动期的 CHF 因心肌缺氧和能量产生障碍者疗效差，因为此时心肌缺氧，既有能量生产障碍，又易发生强心苷中毒，使药量受到限制，难以发挥疗效。对心肌外机械因素如缩窄性心包炎及严重二尖瓣狭窄者所致的心力衰竭，强心苷疗效更差甚至无效，因为此时左心室舒张充盈受限，搏出量受限，难以缓解症状。

2. 治疗某些心律失常

（1）心房颤动：是指心房肌发生快速而不规则的纤维颤动，400～600 次/分，此时可有过多的冲动下传到心室，引起心室率过快，影响心脏排出足够的血液，导致严重循环衰竭。强心苷的作用在于抑制房室传导，使较多的心房颤动的冲动不能穿透房室结下达心室，而是隐匿在房室结中，从而减慢心室率，增加心排血量，改善 CHF 症状。因此，强心苷是治疗心房颤动的首选药物。

（2）心房扑动：指当心房异位起搏点频率达到 250～350 次/分且呈规则性时，引起心房快而协调的收缩。与心房颤动相比，心房扑动的异位节律相对较规则，但冲动穿透力强，容易传入心室，使心室率过快而难以控制。强心苷可缩短心房的 ERP，利于心房扑动转为心房颤动，继之抑制房室传导，减慢心室律，强心苷是治疗心房扑动的常用药物。当停用强心苷后，终止其缩短不应期的作用，相应地延长了 ERP，可使异位节律落入不应期而停止折返，有可能恢复窦性节律。

（3）阵发性室上性心动过速：对此种心律失常一般可通过兴奋迷走神经的措施予以终止，采用压迫颈动脉窦、双侧眼球等方法未能奏效时，可使用强心苷、钙通道阻滞药来治疗。强心苷不能用于室性心动过速，当属禁忌。其中毒时也可引起室上性心动过速，应先予以鉴别。

（五）不良反应与注意事项

临床经验证明，受传统给药方式的影响，以往本类药物用药剂量偏大，中毒反应发生率高达 20%。随着制药工艺的改进、剂量的调整、给药方式的改变、临床用药的密切观察及个体化原则，加之与某些药物的联合应用及血药浓度的监测，中毒反应发生率明显下降。在用药过程中如严密注意机体的病理状态、电解质紊乱、药物之间的相互影响等可减少中毒反应的发生率。

1. 强心苷的毒性反应

（1）胃肠道反应：是最常见的早期中毒症状，厌食、恶心、呕吐、腹泻、腹痛等。剧烈呕吐是中毒先兆和停药指征。但应注意区别是不是强心苷用量不足，CHF 未被控制所引起的。

（2）中枢神经系统反应：可见眩晕、头痛、失眠、疲倦及谵妄等症状，可见黄视、绿视及视力不佳的症状。视觉障碍属中毒先兆，是停药的指征。

（3）心脏反应：可出现各种不同程度的心律失常，是最严重的中毒反应。①快速型心律失常：强心苷中毒可引起室性期前收缩、二联律，较早出现而常见，室性期前收缩发生率为 33%，属中毒先兆和停药指征，也可见房性、房室结性、室性心动过速，甚至发生心室颤动。②房室传导阻滞：强心苷中毒可引起各种程度的房室传导阻滞。③窦性心动过缓：强心苷可降低窦房结的自律性，使心率降至 60 次/分以下，亦属中毒先兆，停药指征之一。

2. 中毒的防治　首先，应根据患者的机体状况及近期是否用过长效强心苷等情况，选择适当制剂、用量及给药方法，减少中毒机会。其次，在用药过程中应密切注意患者的反应，应明确中毒先兆，及时停药，测定强心苷血药浓度有助于及早发现。一般地高辛血药浓度在 3ng/mL，洋地黄毒苷在 45ng/mL 即可诊断为中毒。

（1）快速型心律失常：快速型心律失常的出现是由于过度抑制 Na^+，K^+-ATP 酶，引起异位起搏点的自律性提高。静脉滴注氯化钾，钾盐对异位起搏点的自律性有显著抑制作用。苯妥英钠可与强心苷竞争 Na^+，K^+-ATP 酶，是常用解救药物，对强心苷引起的快速型心律失常非常有效，既能降低异位节律点的自律性，又可改善房室传导。对室性心律失常，如室性心动过速及心室颤动还可选用利多卡因。对极严重的地高辛中毒者可用地高辛抗体 Fab 片段静脉注射，对抗作用强，可迅速与地高辛结合，解除地高辛对 Na^+，K^+-ATP 酶的抑制。每 80mg Fab 片段能拮抗 1mg 地高辛。

（2）缓慢性心律失常：如窦性心动过缓、房室传导阻滞常选用阿托品治疗。

（六）给药方法

强心苷的用药方法为口服或静脉注射。按其作用的快慢分为如下两类。

1. 慢作用类　均为口服药，包括洋地黄、洋地黄毒苷等，起效慢，在体内代谢及排泄亦慢，药物作用时间长。

2. 快作用类　静脉注射或口服药，包括地高辛、毛花苷丙、毒毛花苷 K 等，起效快，在体内代谢及排泄亦快，药物作用时间短。适用于急性心力衰竭及 CHF 急性加重时。

（七）药物相互作用

强心苷与呋塞米、氢氯噻嗪合用时，低钾可加重强心苷心脏毒性，应根据患者肾功能状态适宜补钾，避免低钾的出现。地高辛与维拉帕米、胺碘酮、奎尼丁、血管紧张素转换酶抑制药及其受体拮抗药、螺内酯合用时，可使其血药浓度升高，增加心脏毒性，应适当减少地高辛用量。红霉素由于可改变胃肠道菌群，可增加地高辛在胃肠道吸收。甲氧氯普胺促进肠蠕动，可减少地高辛的生物利用度约 25%。丙胺太林抑制肠运动而提高其生物利用度。

第二节　利尿药与血管扩张药

一、利　尿　药

在 CHF 时，体内的水钠潴留可加重病情进展，形成恶性循环。利尿药促进钠、水排出，减少血容量，可减轻心脏的前后负荷，改善心功能，增加心排血量，从而缓解体循环充血、肺淤血。

在 CHF 时，血管壁内 Na^+ 含量增加，可通过 Na^+-Ca^{2+} 交换，增加血管平滑肌细胞内 Ca^{2+} 的水平，促进血管收缩，同时增加了血管壁对缩血管物质的反应性。利尿药可促进 Na^+ 排出，减少 Na^+-Ca^{2+} 交换，血管内的 Ca^{2+} 含量降低，从而使血管壁张力下降，外周阻力降低，因此利尿药还可降低心脏后负荷，改善心功能，减轻 CHF 症状。

利尿药尤其适用于轻度心功能不全，中、重度心功能不全患者，左、右室充盈压高的患者。单用利尿药不能延长 CHF 患者寿命，但利尿药仍是目前 CHF 综合治疗中不可缺少的辅助用药。应根据 CHF 的病情合理用药。轻度 CHF 可选用噻嗪类利尿药，如氢氯噻嗪、环戊噻嗪，间断应用，每周 2～4 次。对严重 CHF，尤其是急性左心功能不全、肾小球滤过率低于 30mL/min 时，噻嗪类反应欠佳或无效，可选用强效利尿药静脉注射，如呋塞米、布美他尼等。严重 CHF 患者因伴有高醛固酮血症，应选用具有抗醛固酮作用的保钾利尿药，如螺内酯，不仅能减少 K^+ 的排出，还能减少心肌 K^+ 的外流，在预防强心苷引起的心律失常中具有重要意义。

同时要避免滥用，以免造成电解质紊乱和酸碱平衡失调，加重病情。尤其噻嗪类与强效利尿药可增加钾的排出，在使用时除配合低盐膳食外，应注意补钾，避免低钾造成的心脏毒性或加重其他药物的不良反应。

有关利尿药的不良反应与注意事项等见第四章。

二、血管扩张药

应用于抗高血压的血管紧张素转换酶抑制药、钙通道阻滞药、硝普钠、肼屈嗪均有扩血管的作用，此外，有机磷酸酯类药物硝酸甘油，α_1 受体拮抗药如哌唑嗪等也具有此作用。这些血管扩张药常用于 CHF 综合治疗措施中，不仅能改善 CHF 症状，还可降低病死率，提高患者生活质量。

血管扩张药治疗 CHF 是一种辅助疗法，一般用于正性肌力效应药物和利尿药治疗无效的 CHF 或顽固性 CHF。较少单独使用，常与正性肌力药、利尿药联合应用提高疗效。根据病因、病情选择不同的血管扩张药，一般肺静脉压明显升高、肺瘀血症状明显者适合选择以扩张静脉为主的硝酸盐类；对心排血量低而肺静脉压高者，宜选用硝普钠或联合应用肼屈嗪和硝酸酯类药物。对心排血量明显减少而外周阻力升高者，则选用扩张小动脉的肼屈嗪、哌唑嗪等。

在应用血管扩张药时，应注意调整剂量，动脉血压过度下降，降低冠状动脉灌注压对 CHF 心肌供血不利，一般不超过 1.3～2.0kPa。另外，在左室充盈压并无异常增加时，也不要过度降低前负荷，否则会导致左室充盈不足，影响体循环及冠状动脉的供血。血管扩张药可导致体液潴留，产生耐受性，此时可合用利尿药。

第三节　血管紧张素转换酶抑制药及血管紧张素受体拮抗药

自 20 世纪 80 年代初开始，血管紧张素转换酶抑制药卡托普利等用于高血压的治疗，临床发现血管紧张素转换酶抑制药不仅具有扩张血管作用，可缓解 CHF 症状，改善预后，降低 CHF 的死亡率，还具有逆转心肌肥厚、使心室重构（ventricular remodeling）及抑制心肌纤维化作用。在心力衰竭的病理生理机制的研究中，人们逐渐认识到了肾素-血管紧张素-醛固酮系统激活是促进 CHF 病情进展的重要体液因素。因此血管紧张素转换酶抑制药、血管紧张素受体拮抗药也成为 CHF 综合治疗中的重要药物。

一、血管紧张素转换酶抑制药

常用于 CHF 治疗的药物有卡托普利（captopril）、依那普利（enalapril）等。抗 CHF 的作用机制如下所示。

1. 对神经、体液调节的影响　血管紧张素转换酶抑制药可抑制血液循环及局部组织中 Ang I 向 Ang II 转化，使血浆及组织（如心脏、血管及血管内皮等）中的 Ang II 浓度下降，可通过下述神经、体液调节机制改善 CHF 的症状。

（1）减少 Ang II 的生成，可通过直接或间接作用途径，抑制交感神经系统活性，降低儿茶酚胺的浓度，减少加压素、内皮素释放。上调 β_1 受体，增加腺苷酸环化酶的活性，提高对外源性 β 受体激动药的敏感性。

（2）减少扩血管物质缓激肽的降解，同时缓激肽含量的提高又可促进其他扩血管物质，如 NO 的释放。

（3）减少醛固酮释放，减轻水钠潴留。CHF 患者长期应用利尿药及洋地黄治疗，肾素-血管紧张素-醛固酮系统被激活，血循环中抗利尿激素增加，血管紧张素转换酶抑制药抑制肾素-血管紧张素-醛固酮系统，可使抗利尿激素水平下降。

（4）研究证明，血管紧张素转换酶抑制药尚具有恢复 ANP 的含量及清除自由基的作用。

2. 对血流动力学的影响

（1）降低外周血管总阻力：可舒张动脉，降低血管阻力，使平均动脉压、肺动脉压及肺楔压下降，从而使外周血管总阻力下降，长期应用不易产生耐受性。

（2）扩张冠状动脉，改善心功能：减少心肌局部 Ang II 浓度，可扩张冠状血管，可增加冠状动脉血流量，保护缺血心肌，减轻缺血再灌注损伤，同时可减少心律失常的发生。还可降低左室充盈压及心室壁张力，改善心脏舒张功能。有利于 CHF 及急性梗死的症状缓解，增加运动耐量，提高生活质量。

（3）改善肾功能和肾小球滤过率：扩张肾脏血管，降低肾血管阻力，增加肾血流量，增加肾小球滤过率，使尿量增加，缓解 CHF 症状。

3. 阻止和逆转心肌肥厚及心室重构　CHF 是一种超负荷的心肌病，在发病的早期就开始出现心肌肥厚和心室重构。心肌肥厚是心室对压力负荷过重或缺氧的一种适应性反应，具有代偿作用。当心肌细胞、间质细胞及血管发生不均一性增加时，此代偿反应在 CHF 晚期可进一步恶化，表现为心肌细胞持续肥大，伴细胞凋亡，而成纤维细胞增殖，细胞内胶原增加，心肌间质纤维化，细胞内线粒体显著减少，血管壁细胞增殖，血管增厚。左心室重构，心脏体积和重量均增加，最终使心功能减退，加剧心脏收缩和舒张障碍。血管紧张素转换酶抑制药可有效阻止和逆转心肌肥厚、心室重构。这一作用与血流动力学的调节无关，即血压未降前也可发挥作用，并具有时间依赖性，用药至少半年。其机制在于阻断 Ang II 生成，中止 Ang II 的致肥厚、促生长及相关原癌基因的表达。增加缓激肽含量可促进 NO、PGI_2 生成，也有助于逆转作用。

研究证明，Ang II 的作用与 AT 受体有关。AT 受体有 AT_1～ AT_4 四种亚型，在人类心肌、血管平滑肌中

主要分布有 AT_1 受体、AT_2 受体。在 CHF 患者中两种受体的表达增强。Ang Ⅱ 作用于 AT_1 受体后，可激活磷脂酶 C 等，增加 IP_3、DAG 的含量，通过 $PLC-IP_3$、DAG-PKC 信号转导通路，增加钙内流，使细胞内 Ca^{2+} 的浓度提高，诱导原癌基因 *c-fos*、*c-myc* 转录表达，增加心肌细胞内 DNA、RNA 的含量，增加蛋白质的合成，由此诱发心肌细胞增殖及心室重构。此外，作用于酪氨酸蛋白激酶通路及丝裂原激活的蛋白激酶通路，也可调节和促进细胞的生长、增生。血管紧张素转换酶抑制药通过减少 Ang Ⅱ 的生成，而发挥上述逆转作用。

二、血管紧张素受体拮抗药

氯沙坦与厄贝沙坦

【药理作用】　氯沙坦（losartan）、厄贝沙坦对血液循环、心肌自分泌、旁分泌部位的 AT_1 受体具有高度选择性阻断作用，对 AT_2 受体的拮抗作用很弱；能拮抗 Ang Ⅱ 对心血管系统的作用，产生逆转心肌肥厚、左心室重构及心肌纤维化作用。由于不影响缓激肽代谢途径，故使用后不引起刺激性干咳、血管神经性水肿等不良反应。长期应用对心率无明显影响，无耐受性。

【临床应用】　临床除可用于高血压治疗外，尚具有如下作用。

1. CHF 的治疗　适用于血浆肾素活性提高，Ang Ⅱ 增多所导致血管壁和心肌肥厚及纤维化的 CHF。

2. 肾脏的保护作用　阻断由 Ang Ⅱ 所致的肾小球肥大、增殖及肾小球硬化，也可阻断 Ang Ⅱ 导致的近端肾小管细胞肥大及肾间质纤维化，同时改善肾血流动力学，解除 Ang Ⅱ 所致入球、出球小动脉的痉挛，改善肾血流量，具有保护肾脏的作用。

【不良反应】　较少。在开始应用时可出现低血压症状。老年人的血药浓度高于年轻人。轻、中度肝肾功能不全者无须调整剂量。妊娠期妇女及哺乳期妇女禁用。

第四节　β 受体拮抗药

β 受体拮抗药对心脏有抑制作用，最初被人们列为 CHF 治疗的禁忌。自 1975 年 Wagstein 最先报道 β 受体拮抗药对 CHF 和左心室功能不全者具有治疗作用之后，提出在心功能严重恶化之前，早期应用 β 受体拮抗药，可降低死亡率，提高生活质量。常用于 CHF 治疗的 β 受体拮抗药有卡维地洛（carvedilol）、拉贝洛尔（labetalol）及比索洛尔（bisoprolol）等。

■（一）药理作用与作用机制

1. 上调 β 受体　在 CHF 的进程中，交感神经系统被激活，高浓度的儿茶酚胺可直接损伤心肌，同时使心肌细胞表面的 β 受体下调，使得 β 受体对正性肌力药物的反应逐渐减弱。β 受体拮抗药可阻断交感神经张力及儿茶酚胺对心肌的毒性作用，不仅可保护心肌，还可使 CHF 的 β 受体数量及密度增加，β 受体信号转导通路上调，对儿茶酚胺的敏感性随之增加，也可增加 β 受体对正性肌力药的敏感性。

2. 减少肾素释放，抑制肾素-血管紧张素-醛固酮系统　可使血管扩张，减少水钠潴留，降低心脏的前、后负荷，减少心肌耗氧量，从而改善心肌缺血，也可逆转和减慢 CHF 患者的心肌肥厚、心室重构及心脏成纤维化。

3. 抑制心脏　减慢心率，减少心肌耗氧量的同时，可延长左室充盈时间，增加舒张期心肌血流灌注，对心脏产生有益的作用。

4. 抗心律失常　可减少 CHF 时心律失常的出现，可改善预后，降低 CHF 猝死率。

5. 其他　卡维地洛等兼有阻断 α 受体、抗平滑肌细胞增殖及抗氧自由基等作用，长期应用可降低死亡率，提高生存率。

■（二）临床应用

β 受体拮抗药可用于心功能比较稳定的 Ⅱ 级、Ⅲ 级 CHF 患者。对扩张型心肌病者尤为适宜。目前 β 受体拮抗药不是 CHF 治疗的一线药物及标准治疗药物，只有在常规治疗无效或不佳时或合并有应用本类药物的指征时，如高血压、心律失常、冠心病、心肌梗死二级预防时，可谨慎使用。应从最小剂量开始，在严密观察下逐渐增加剂量，用药初期可能引起病情加重，平均奏效时间为 3 个月，随着用药时间的延长，心功能改善明显。

■（三）不良反应与注意事项

引起窦性心动过速、房室传导阻滞、急性心功能不全等。严重左心室衰竭患者、重度房室传导阻滞患者、低血压患者、哮喘患者、精神疾病患者、糖尿病患者等慎用或禁用此类药物。本类药物可引起反跳现象，长期应用此类药物，不可突然停药，待病情控制后应逐渐减量停药。用药过程中可根据病情联合用药，如出现水钠潴留，心功能失代偿等可合用利尿药、血管紧张素转换酶抑制药等。β受体拮抗药在 CHF 中的应用，尚需不断总结经验进一步探讨。

第五节　其他抗 CHF 药物

一、磷酸二酯酶 III 抑制剂

常用的磷酸二酯酶 III 抑制剂（phosphodiesterase III inhibitor，PDE-III 抑制剂）有氨力农（amrinone）、米力农（milrinone）、维司利农等，PDE-III 抑制剂对 cAMP 与 cGMP 均有水解能力，抑制 PDE-III 的活性，减少 cAMP 的降解，提高心肌细胞 cAMP 含量，增加 Ca^{2+} 内流，产生正性肌力效应，同时，可直接作用于血管平滑肌细胞，具有良好的扩张血管作用，又称正性肌力扩血管药（inodilating drugs）。从作用机制看，本类药物应为较理想的抗 CHF 药物，但大量的临床研究表明，短期内应用可获得一定的疗效，长期应用时不良反应多，可增加病死率，甚至缩短生存时间。对本类药物的应用尚有待临床资料进一步完善。

氨力农与米力农

氨力农，又名氨利酮，是最早应用的 PDE-III 抑制剂，通过抑制 PDE-III 的作用，增加心肌细胞内 cAMP 的含量而发挥增加心肌收缩力和扩张血管的作用。临床适用于对洋地黄、利尿药、血管扩张药治疗无效或效果欠佳的各种原因引起的急、慢性顽固性 CHF 的治疗，可明显改善心功能，对心率和平均动脉压无明显的影响。近年研究发现，氨力农治疗 CHF 的机制可能与抑制 NO 过度产生，抑制肿瘤坏死因子（TNF-α）及影响神经激素调节有关。同时，氨力农还具有抗血栓形成，改善外周血微循环，改善肺顺应性及增加冠状动脉流量等作用，说明该药尚可用于其他疾病的治疗。氨力农不良反应较多见，有胃肠反应、血小板减少（用药后 2～4 周）、室性心律失常、低血压及肝肾功能损害；偶可致过敏反应，出现发热、皮疹；偶有胸痛、呕血、肌痛、精神症状、静脉炎及注射局部有刺激。长期口服不良反应严重，甚至导致死亡率增加，口服制剂已不再应用，只限用于对顽固性 CHF 短期静脉应用。用药期间应监测心率、血压，必要时调整剂量。

米力农，氨力农的类似物，作用机制与其相同，但强于氨力农 20～30 倍，耐受性较好。临床可取代氨力农用于对洋地黄、利尿药、血管扩张药治疗无效或效果欠佳的各种原因引起的急、慢性顽固性 CHF。无严重不良反应，可有头痛、室性心律失常、无力、血小板计数减少等。长期口服可导致远期死亡率升高，较少应用。

二、钙增敏剂

钙增敏剂（calcium sensitizers）是近年研究发现的一类新的强心药物，常用药物为左西孟旦（levosimendan）、匹莫苯（pimobendan）及硫马唑（sulmazole，甲磺唑）。本类药物可作用于收缩蛋白水平，通过增加肌钙蛋白 C（troponin C，TnC）对 Ca^{2+} 的敏感性来发挥强心作用，克服了传统强心药增加心肌耗氧量和引起细胞内钙超载等缺点，不良反应少，具有良好发展前景。强心作用机制：①增加心肌收缩系统 TnC 对 Ca^{2+} 的敏感性；②直接增强肌球蛋白和肌动蛋白之间的相互作用；③稳定 Ca^{2+}-TnC 构象；④部分的 PDE 抑制作用。

左西孟旦作为钙增敏剂类中第一个上市品种，适用于传统治疗（利尿药、血管紧张素转换酶抑制药和洋地黄类）疗效不佳，并且需要增加心肌收缩力的急性失代偿心力衰竭的短期治疗。不良反应较少，偶见头痛、眩晕、心悸等。

三、钙通道阻滞药

钙通道阻滞药具有较广泛的药理作用（见第二章），其用于 CHF 治疗的具体机制：①扩张外周动脉作用强，总外周血管阻力降低，减轻衰竭心脏的后负荷，改善 CHF 的血流动力学障碍；②舒张冠状动脉，可改善心肌缺血；③舒张期的功能改善，可缓解钙超载，改善心室的松弛性和僵硬度。由此钙通道阻滞药在 CHF 的治疗中占有重要地位。

近年来对 CHF 的病理生理学认识发生了很大的变化，认识到神经激素分泌失调是 CHF 发生发展的重要因素。常见的钙通道阻滞药如硝苯地平、地尔硫䓬等可使交感神经、肾素-血管紧张素-醛固酮系统及血管升压素等神经内分泌不同程度的激活，因而加重 CHF，不适于 CHF 的治疗。硝苯地平、维拉帕米等也可使 CHF 恶化，可增加 CHF 的病死率，原因尚不明确。在众多的钙通道阻滞药中可有效用于 CHF 治疗的有氨氯地平（amlodipine）。氨氯地平为长效钙通道阻滞药，每日服用一次即可维持 24h，除可治疗高血压和心绞痛外，其对伴有高血压、心绞痛及心肌缺血的 CHF 也有较好的疗效，同时还具有抗动脉粥样硬化，抗 TNF-α 及白介素（IL）的作用，后者的作用也有益于 CHF 的治疗。

四、β 受体激动药

CHF 在病理生理发展过程中交感神经系统、肾素-血管紧张素-醛固酮系统被激活。CHF 患者心肌 β_1 受体下调，应用 β 受体激动药反应性不佳，反而可因心率加快，心肌耗氧增多而对 CHF 不利，不宜使用。

β 受体部分激动药扎莫特罗（xamoterol）具有双向作用，在轻度 CHF 或休克状态时，其交感神经张力较低，可发挥激动药的作用；对重症的 CHF 或当处于激烈运动状态时，其交感神经的张力提高，具有阻断药的作用。可用于轻度、中度 CHF，但可增加严重 CHF 患者死亡率，现已不用。

多巴胺类常用药物有多巴酚丁胺（dobutamine）、异波帕胺（ibopamine），具有 β 受体的选择性激动作用，正性肌力效应远比洋地黄强，同时舒张外周血管，对各种难治性或顽固性心力衰竭可短程应用。但两者均可增加 CHF 的死亡率，不宜作常规治疗药物。

心力衰竭并不是一个独立的疾病，而是心脏疾病发展的终末阶段。对 CHF 的治疗应根据病因、病情及用药个体化的原则选择不同的药物、不同的给药方法及剂量。急性心力衰竭一旦确诊，应按规范治疗。CHF 的治疗除外利尿、强心、扩血管等短期血流动力学、药理学治疗措施，同时考虑以神经内分泌抑制剂为主的长期的、修复性的策略，治疗目标不能仅限于缓解症状，而在于减少再住院率、提高生活质量、降低死亡率。因此新的抗 CHF 的药物开发及临床应用有待进一步发展。

【思考题】

1. 治疗 CHF 的药物分几类？各类包括哪些药物？
2. 洋地黄类药物正性肌力效应机制是什么？主要不良反应及中毒解救是什么？
3. 阐述地高辛的主要作用及用途。

【案例分析】

患者，男，62 岁，患有高血压 18 年，因胸骨后疼痛感、阵发性呼吸困难、不能平卧、恶心、腹胀收入院。查体：血压 21/12 kPa；心率 130 次/分，节律不整；呼吸频率 26 次/分。肝脏肋下 2 指；剑突下 4 指并有压痛，颈静脉怒张，下肢水肿。X 线检查显示：心脏显著增大，心胸比 0.7。诊断：CHF。给予：①吸氧。②毒毛花苷 K 注射液 0.25mg 加入 50%葡萄糖 40mL，缓慢静脉注射。③螺内酯 20mg/次，一日 2 次。

问题：请分析病例中患者用药的合理性，并进一步提出建议。

（朱　宁）

第七章 抗心绞痛药

【教学目标】
1. 掌握硝酸甘油、普萘洛尔和钙通道阻滞药抗心绞痛的作用机制和应用。
2. 熟悉硝酸甘油和普萘洛尔合用的优缺点。
3. 了解心绞痛的发生基础及心绞痛的临床分类，药物作用的总机制。
【教学重点】 硝酸甘油、β受体拮抗药和钙通道阻滞药抗心绞痛作用的机制和应用。
【教学难点】
1. 心绞痛的发生基础及心绞痛的临床分类。
2. 硝酸甘油扩血管和抗心绞痛的机制。

心绞痛是由各种原因引起的冠状动脉供血不足，心肌急剧的暂时缺血与缺氧所引起的以发作性胸痛或胸部不适为主要表现的临床综合征。最常见病因是冠状动脉粥样硬化。冠状动脉粥样硬化斑块的形成和（或）冠脉痉挛均可造成管腔狭窄，冠状动脉血流量不足，导致心肌氧的供需失衡，从而引起各种不同类型的心绞痛发作。

心脏作为循环系统中的动力，是保证全身供血、供氧的重要组织，而心脏本身做功所需要的能量和营养物质依赖冠状动脉循环。冠状动脉循环具有其独特的解剖学、生理学及病理状态下的病理生理学特点，这些特点又与缺血性心脏病发作、药物作用密切相关。冠状动脉循环由冠状动脉、毛细血管和静脉组成。左、右冠状动脉均起自升主动脉，其分支的起始部分走行于心脏表面的心外膜下，又称输送血管，其特点是不受心肌收缩压的影响，具有调节冠状动脉血流量的作用。当输送血管继续分支为小动脉、微动脉时则成直角垂直穿入心肌层，贯穿到心内膜下形成交通网，供应心肌和心内膜下的血液。这些由交通网发出的微动脉对冠状动脉血流量也可起到"括约肌"作用，通过改变冠状动脉及微动脉阻力血管口径，可调节冠状动脉的血流量。当心肌某一区域缺血时，有些药物，如硝酸酯类药物能增加冠状动脉血流量、扩张输送血管、增加侧支的形成及促进血流重新分布，可有效地缓解心肌缺血。这种分支方式也使得冠状动脉血管易受心肌收缩的挤压，导致内膜下区域易于发生缺血、缺氧。心室内压增加，特别是左室舒张末压（left ventricular end diastolic pressure，LVEDP）增加，会加重心内膜下缺氧。

在静息条件下，正常人体总冠状动脉血流量为225mL/min（向每100g心肌供血75mL/min），占心排血量的4%～5%。冠状动脉血流量可随心动周期而改变，在舒张期，冠状动脉血流量可占冠状动脉总血流量的60%～80%。心率加快、舒张期缩短均会影响冠状动脉血流量，尤其合并冠状动脉病变时影响更大。此外，神经调节、激素调节和心肌代谢产物的局部调节等多种因素也是调节冠状动脉血流量的重要因素。当心脏做功增多使需氧量增加时，心肌的代谢活动也随之增强，此时局部组织中的氧分压降低，心肌细胞中由ATP分解产生了ADP、AMP，后者在冠状动脉血管周围的间质细胞中5′-核苷酸酶的作用下分解产生腺苷，强烈舒张冠状动脉血管。心肌的其他代谢产物如H^+、CO_2、乳酸和体液因素如缓激肽、PGE等也能使冠状动脉血管舒张，但作用强度不及腺苷；此外，穿入心室壁的血管受心室肌压力的影响，舒张期时接受灌注，收缩期则形成反流，双向的血液流动相互摩擦使血管内皮产生切应力，可引起血管活性物质NO等释放，冠状动脉舒张；当冠状动脉血管缺氧时，组织增多的CO_2可弥散至冠状动脉引起5-HT等释放，也可影响冠状动脉血流量；冠状动脉血管周围神经含有影响冠状动脉血流的神经多肽，如血管活性肠肽（vasoactive intestinal peptide，VIP）、P物质（substance P，SP）、降钙素基因相关肽（calcitonin gene related peptide，CGRP）等。

心绞痛作为缺血性心脏病的一种，其基本矛盾是心肌供氧与耗氧之间的失衡。心肌耗氧量的变化与心绞痛的发生和发展有着密切关系。正常情况下，心脏所需能量几乎完全由其本身的有氧代谢来供给，只在心肌缺氧的数分钟内依靠心肌糖原的无氧代谢获得能量，因此可用耗氧量作为衡量心脏代谢率的指标。静息时，心肌耗氧量为每100g心肌耗氧8～10mL/min，占全身耗氧量的12%。当心肌做功增加时，需氧量增多，此时心肌摄取的氧可达静息状态的4倍。心肌通过有氧代谢获得的能量中80%用于供应心肌收缩的机械做功，20%作为心肌基础代谢的消耗及维持心肌电生理活动。整体条件下，心肌耗氧量的决定因素有如下几点。①心室壁张力（wall tension）：与心肌耗氧量成正比。根据拉普拉斯（Laplace）定律，心室壁张力与心室内压力（相当于收缩期动脉血压）、心室容积成正比，与心室壁的厚度成反比。即当收缩期动脉血压增高、心室容积增大时，均可通过增加心室壁张力，使维持张力所需的能量增加，引起心肌耗氧量的增多。另外，心室壁张力又与心室舒张期顺应性（diastolic compliance）有关。心室舒张期顺应性是指心室容积改变与压力变化的比值，可用容积变化（dv）与压力变化（dp）之间的比例即 dv/dp 表示，此比值反映整个心室的舒张力学性质，心肌缺血时顺应性降低，舒张期末压升高，如果心室做功未相应增加，不仅使心肌耗氧量增多，也使左室舒张末压增高、心肌顺应性明显下降，减少心内膜下的血流量，加重心肌缺血。②心率（heart rate）：与心肌耗氧量成正比。当心肌处于射血期时，心室壁张力最大。如心脏的射血期（即每搏射血时间×心率）延长，可通过增加心室壁的张力而使心肌耗氧量增多。③心肌收缩力（myocardial contractility）：与心肌耗氧量成正比。当心肌收缩力增加或收缩速度加快时，均可使心肌的机械做功增加而使心肌耗氧量增多。此外，心脏的基础代谢水平、动作电位生成等因素也能影响心肌的耗氧量，但上述三者为主要影响因素，故临床常将决定心肌耗氧量的因素简化为三项乘积，即收缩压×心率×左心室射血时间。药物可通过影响心肌耗氧量而改善心肌缺血。

第一节　心绞痛的临床分型及常用药物分类

根据世界卫生组织的"缺血性心脏病的命名及诊断标准"的意见，目前心绞痛的临床分型可作以下归类。

1. 劳力性心绞痛　其特点是具有明显诱因，疼痛常由劳累、情绪激动或其他足以增加心肌需氧量的情况所诱发，休息或舌下含用硝酸甘油后症状迅速消失，包括以下几种类型。

（1）稳定型心绞痛（stable angina pectoris）：大多数由劳累引起心肌缺血，出现胸部及附近部位的不适，可伴心功能障碍，但没有心肌坏死。

（2）初发型心绞痛（initial onset angina pectoris）：病程在 1 个月内，以前从未发生过心绞痛或心肌梗死者，多数转变为稳定型心绞痛，少数可发展为恶化型心绞痛，甚至心肌梗死。

（3）恶化型心绞痛（accelerated angina pectoris）：原有稳定型心绞痛的患者，在 3 个月内疼痛的频率、程度、诱发因素经常变动，进行性恶化，患者的痛阈逐步下降，较轻的体力活动或情绪激动即能引起发作，故发作次数增加，疼痛程度较剧，发作的时限延长，可超过 10min，用硝酸甘油后不能使疼痛立即或完全消除。发作时心电图示 ST 段明显压低与 T 波倒置，但发作后又恢复，且不出现心肌梗死的变化。

2. 自发性心绞痛　其特点为疼痛发生与体力或脑力活动引起心肌需氧量增加无明显关系，无明显诱因，主要与冠状动脉血流储备量减少有关。疼痛程度较重，时限较长，不易为含用硝酸甘油所缓解。包括以下几种类型。

（1）卧位型心绞痛（angina decubitus）：平卧位时发生的心绞痛，发作时需立即坐起甚至站立，方能缓解，其发病机制目前尚无定论。

（2）变异型心绞痛（variant angina pectoris）：由冠状动脉痉挛引起的缺血性心绞痛，发作与活动无关，疼痛可发生在安静时，发作时心电图 ST 段抬高，发作过后心电图 ST 段下降，不出现病理 Q 波。变异型心绞痛可导致急性心肌梗死及严重心律失常，甚至心室颤动及猝死。

（3）急性冠状动脉功能不全（acute coronary insufficiency）：又名中间综合征，疼痛在休息或睡眠时发生，历时较长，达 30min 到 1h 甚至 1h 以上，但无心肌梗死的客观依据，常为心肌梗死的前奏。

（4）梗死后心绞痛（postinfarction angina pectoris）：急性心肌梗死疼痛缓解后再出现的心绞痛。

3. 混合性心绞痛　其特点是患者既可在心肌需氧量增加时发生心绞痛，又可在心肌需氧量无明显增加时发生心绞痛，为冠状动脉狭窄使冠状动脉血流储备量减少，而血流储备量的减少又不固定，经常波动性地发生进一步减少所致。

"不稳定型心绞痛"一词在临床上被广泛应用，被认为是稳定型心绞痛和心肌梗死之间的中间状态，包括除稳定型心绞痛外的上述所有类型，还包括冠状动脉成形术后心绞痛、冠状动脉旁路术后心绞痛等心绞痛类型。

目前临床上应用的抗心绞痛药主要通过以下方式产生抗心绞痛作用：①通过扩张血管、减慢心率和降低左室舒张期末容积，减少心肌耗氧量；②通过扩张冠状动脉、促进侧支循环和促进血液重新分布等增加心肌供氧；③通过促进脂代谢转化为糖代谢，改善心肌代谢。

临床上用于治疗心绞痛的药物主要有三类：硝酸酯类药物、β 受体拮抗药、钙通道阻滞药，这三类药均可降低心肌耗氧量，其中硝酸酯类药物及钙通道阻滞药能解除冠状动脉痉挛而增加心肌的供氧。还有一些新型的抗心绞痛药，如尼可地尔（nicorandil）可通过促进钾通道开放，扩张血管而产生抗心绞痛作用。但常用的抗心绞痛药只能缓解症状，并不能从根本上改变冠状动脉粥样硬化时心血管的病理改变。近年来，冠心病通过外科治疗，如冠心病介入治疗——经皮腔内冠状动脉成形术（percutaneous transluminal coronary angioplasty，PTCA）和冠状动脉搭桥术（coronary artery bypass graft，CABG）等，也可改善心肌供血，取得较好疗效。本章主要介绍目前临床上常用的三类药物：硝酸酯类药物、β受体拮抗药及钙通道阻滞药等。

第二节　常用的抗心绞痛药

一、硝酸酯类药物

硝酸酯类（nitrate esters）药物包括硝酸甘油（nitroglycerin）、硝酸异山梨酯（isosorbide dinitrate）、单硝酸异山梨酯（isosorbide mononitrate）、戊四硝酯（pentaerithrityl tetranitrate）。此类药物作用相似，只是显效快慢、维持时间、$t_{1/2}$ 有所不同，其中以硝酸甘油最为常用。

（一）药理作用与机制

硝酸酯类自 1867 年应用于临床，已有百余年的历史。因疗效肯定，价格便宜，至今仍为治疗心绞痛的首选药物。对血管平滑肌包括冠状动脉的直接松弛作用，是其防治心绞痛的药物作用基础。

1. 扩张外周血管，改变血流动力学，降低心肌耗氧　直接作用于血管平滑肌，可以扩张各类血管。扩张静脉（容量血管），增加静脉储备量，使回心血量减少，减轻前负荷，降低心室壁张力而减少心肌耗氧量；扩张动脉，主要是大动脉，可减少左心室后负荷和左心室做功。通过扩张动静脉，减少心脏前后负荷，均可降低心肌耗氧量。虽然扩张血管后由于血压降低，反射性地引起心率加快可增加心肌耗氧量，但上述作用的综合结果可使心脏的总耗氧量降低，缓解心绞痛，可合用 β 受体拮抗药克服其反射性心率加快作用。

2. 改变心肌血液的分布，有利于缺血区供血　①增加心内膜下的血液供应：冠状动脉循环的特点是心内膜下区域的血液灌注易受心室壁张力及室内压的影响，故心绞痛急性发作时，左室舒张末压增高，使心内膜下区域缺血最为严重。由于硝酸酯类药物能扩张静脉和动脉，降低左室舒张末压，改善心肌顺应性，减小对心内膜下血管的压力，因而增加心内膜下区域的血液供应。②开放侧支循环：侧支循环为血管主干近侧分支和远侧分支之间所形成的血管网。这些血管网是固有的，正常情况下处于静止状态，不发挥作用。但当主干发生阻塞时就活跃起来，承担部分血流循环任务，以补充主干血循环的不足。本药可刺激侧支生成或增加已开放侧支循环的开放程度，以增加缺血区的血液供应。③增加缺血区的血液供应：本类药物选择性扩张心外膜较大的输送血管，对缺血区管径细小的阻力血管作用不明显，此时缺血区阻力血管受局部代谢产物的调节，呈被动性扩张状态，血流压力较大，因此应用本药可促进血液从非缺血区，通过侧支循环流向缺血区，增加缺血区的血液灌注，见图 7-1。

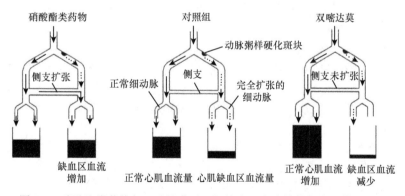

图 7-1　硝酸酯类药物与双嘧达莫对心肌缺血区血流量的影响（模式图）

硝酸酯类药物的作用机制：本类药物进入机体部分经肝脏代谢后，在血管平滑肌内释放出的 NO，可与 NO 受体——可溶性鸟苷酸环化酶活性中心的 Fe^{3+} 结合，使之结构改变而活化，促进血管平滑肌细胞内第二信使 cGMP 的生成增多。cGMP 具有抑制蛋白激酶的磷酸化作用，激活 cGMP 依赖性蛋白激酶，从而引起一系列生物学效应。①抑制 Ca^{2+} 内流、减少细胞内 Ca^{2+} 释放和增加细胞内 Ca^{2+} 排出，从而降低平滑肌细胞内 Ca^{2+} 浓度。②降低收缩蛋白对 Ca^{2+} 的敏感性；降低细胞膜上钾通道的活性等，使血管平滑肌松弛，产生上述抗心绞痛作用。其作用机制与血管内皮细胞释放的扩血管物质——内皮舒血管因子（endothelium-derived relaxing factor，EDRF）相同，但硝酸酯类药物本身即是 NO 的供体，无须借助于血管内皮细胞即可产生扩血管作用，因此对病变血管仍可产生扩张作用。此外，硝酸酯类药物本身及释放出的 NO 还能抑制血小板聚集和黏附，具有抗血栓形成的作用，有利于由冠状动脉粥样硬化所引起的心绞痛治疗。

（二）体内过程

硝酸甘油和硝酸异山梨酯的口服生物利用度低，为 10%～20%，因口服可被肝脏中的有机硝酸酯还原酶代谢，首过效应强，使药效大大降低，故不宜口服。舌下含服吸收较好，在数分钟内可达到有效的血药浓度。为避免血药浓度过高，舌下含服 0.25～0.5mg/次，按需要 5min 后再给药 1 次，作用持续时间短，一般不超过 1h。本类药物主要经肝脏代谢后转化为去硝酸代谢产物，后与葡糖醛酸结合而代谢。吸收后的代谢产物一部分是未经代谢的硝酸酯化合物，转化速度快，$t_{1/2}$ 短，仅数分钟；另一部分是经脱硝酸方式的代谢物，转化速度慢，$t_{1/2}$ 长，可达数小时。

不同类型的心绞痛可选择不同药动学特点的硝酸酯类药物制剂，如缓解急性发作，多采用硝酸甘油舌下含服、气雾吸入或口颊片；对发作频繁的重症心绞痛患者，首选硝酸甘油静脉滴注，静脉滴注可按 5μg/min，使用恒定的输液泵，可每 3～5min 增加 5μg/min，最大可用至 200～300μg/min，症状减轻后改为口服给药；预防发作时，则选用硝酸异山梨酯或单硝酸异山梨酯口服或选用硝酸甘油贴剂，每日使用 1 片，贴于胸前皮肤。

（三）临床应用

1. 各种类型心绞痛　硝酸酯类药物是缓解心绞痛最常用的药物，既可用于缓解急性发作，又可作为预防用药，也可用作诊断性的治疗：①对稳定型心绞痛者为首选药，控制急性发作时，应舌下含服或气雾吸入，如需多次含服可采用口服制剂，选用硝酸异山梨酯口服、单硝酸异山梨酯缓释片及透皮制剂；②对于发作频繁的心绞痛，宜采用静脉给药的方式。

2. 心肌梗死　对急性心肌梗死患者提倡早期应用，可缩小心室容积，降低前壁心肌梗死的病死率，减少心肌梗死并发症的发生。如果用药过程中出现耐受性可同时舌下含服硝酸甘油。但必须注意用量，否则过量易造成血压过低，加重心肌缺血，有条件时最好监测肺动脉楔压。

3. 心功能不全　急性左心衰竭时采用静脉给药，CHF 可采用长效制剂，需与强心药物合用。

本类药物与 β 受体拮抗药比较，无加重心力衰竭和诱发哮喘的危险；与钙通道阻滞药比较，无心脏抑制作用。

（四）常用硝酸酯类药物的用量和用法

短效制剂硝酸甘油舌下含片每次 0.3～0.6mg；硝酸异山梨酯含片每次 5mg；硝酸甘油气雾剂每次 0.4mg；硝酸甘油口颊片每次 1～3mg。长效制剂硝酸异山梨酯口服片剂每次 5～10mg，每日 2～3 次；单硝酸异山梨酯口服片剂每次 20mg，每日 2 次；硝酸甘油静脉滴注 5～10μg/min 起始，每 5min 增量，一般剂量为 0.6～12mg/h；硝酸异山梨酯静脉滴注浓度为 100μg/mL，一般剂量为 2～7mg/h。

（五）不良反应与注意事项

硝酸酯类药物不良反应轻，临床应用较安全。

1. 由血管扩张作用所继发引起主要不良反应　有搏动性头痛、皮肤潮红，也可使颅内压增高。因此，颅脑外伤、颅内出血者禁用。对眼压影响不大，但青光眼患者仍应慎用。应用时，应从小剂量开始。偶见直立性低血压引起的眩晕、头晕、昏厥、面颊和颈部潮红，故低血容量者禁用。

2. 过敏反应　偶见，以皮疹多见，多见于戊四硝酯。

3. 耐受性　大剂量长期应用常导致耐受现象，限制了本类药物的临床应用。停药后迅速恢复。耐受机制可能与细胞内生成 NO 过程中需巯基，使细胞内的巯基氧化，当巯基耗竭，产生耐受性。乙酰半胱氨酸可提供巯基，能部分抵消其耐受性。另外，鸟苷酸环化酶活性受损及扩血管后激活具有相反调节作用的神经激素，如肾素及去甲肾上腺素，也可使其作用减弱而出现耐受性。为减少耐受性的产生，静脉给药或经皮给药应尽量减小剂量。选用大剂量时，要减少给药次数。多次给药时应选用短效制剂、缓释片或贴剂。为避免产生耐受性，可日间用药，夜间停药。

禁用于心肌梗死早期（有严重低血压及心动过速时）、严重贫血、青光眼、颅内压增高和已知对硝酸甘油过敏的患者。

（六）药物相互作用

本类药物与抗高血压药物合用，由于其扩张血管作用可使降压作用增强，更易发生直立性低血压，合用时宜减量；与肝素同时应用可减弱肝素抗凝作用，合用时应增加肝素用量，而停用硝酸酯类药物时因肝素剂量过大，易致凝血障碍导致出血症状，故停用硝酸酯类药物时应减少肝素用量；与阿司匹林同时应用，可减少硝酸甘油在肝脏的消除，使硝酸甘油血药浓度升高；与乙酰半胱氨酸合用时，因其可提供巯基，能减缓硝酸酯类药物的耐受性；与 ACh、组胺及拟交感胺类药合用时，疗效可能减弱。

二、β 受体拮抗药

β 受体拮抗药于 20 世纪 60 年代开始用于心绞痛的治疗，包括普萘洛尔（propranolol）、氧烯洛尔（oxprenolol）、阿普洛尔（alprenolol）、吲哚洛尔（pindolol）、索他洛尔（sotalol）、美托洛尔（metoprolol）、阿替洛尔（atenolol）、醋丁洛尔（acebutolol）、纳多洛尔（nadolol）、噻吗洛尔（timolol）、艾司洛尔（esmolol）、拉贝洛尔（labetalol）等，其中普萘洛尔、美托洛尔、阿替洛尔是临床最为常用的抗心绞痛药，是继硝酸酯类药物之后又一类治疗缺血性心脏病的药物。

（一）药理作用与机制

β 受体拮抗药通过对 $β_1$、$β_2$ 受体的阻断作用，常用于心绞痛、高血压、心律失常等多种疾病的治疗（见第一、三、五章），其抗心绞痛作用机制有如下几点。

1. 降低心肌的耗氧量 心绞痛发作时交感神经活性增强，心肌局部和血液中儿茶酚胺的含量增高，激动 β 受体，增加心肌收缩力、加快心率和收缩血管，使心脏做功增加，上述共同作用增加了心肌耗氧量。应用 β 受体拮抗药后，心率减慢，心脏舒张期延长，抑制心肌收缩力，降低血压，可减少心脏做功，从而降低心肌耗氧量，是本类药物抗心绞痛作用的主要机制。

但 β 受体拮抗药所致的心肌收缩力减弱，使射血时间延长，心排血不完全，心室容积扩大，又增加了心肌耗氧量，是本类药物的不足之处。临床常将 β 受体拮抗药与硝酸酯类药物合用，以抵消不良反应，并产生协同作用，发挥疗效，见表 7-1。

2. 改善心肌代谢 心肌缺血时，肾上腺素分泌增加，使游离脂肪酸增多。游离脂肪酸本身代谢时需消耗大量的氧，加重心肌缺血、缺氧的程度。应用 β 受体拮抗药后，降低游离脂肪酸水平，减少心肌对其摄取，通过加强糖代谢，使心肌耗氧量降低。

3. 增加缺血区血液供应 首先，应用 β 受体拮抗药后减少了心肌耗氧量，通过冠状动脉血管的自身调节机制，非缺血区的血管阻力增高，而缺血区的血管则由于缺氧呈现代偿性扩张状态，促使血液更多地流向缺血区；其次，通过减慢心率而延长心脏的舒张期，增加了冠状动脉的血液灌注时间，有利于血液向缺血区流动。

表 7-1 硝酸酯类药物与 β 受体拮抗药合用治疗心绞痛的效应

效应	硝酸酯类药物	β 受体拮抗药	两者联合
血压	↓	↓	↓↓
心率	反射性↑	↓	↓
心肌收缩力	反射性↑	↓	↓或不变
射血时间	缩短	延长	不变
舒张期灌流时间	缩短	延长	延长
左室舒张末压	↓	↑	不变或降低
心脏容积	↓	↑	不变或缩小

4. 促进氧合血红蛋白解离，增加组织供氧 β 受体拮抗药可促进氧合血红蛋白解离，从而为全身组织包括心脏提供更多游离氧。抑制缺血时由 ADP、肾上腺素、胶原和凝血酶诱导的血小板聚集，改善心肌血液循环。

（二）临床应用

β 受体拮抗药是治疗心绞痛的有效药物，但对不同类型的心绞痛具有不同的作用。①稳定型心绞痛：主要用于对硝酸酯类药物不敏感或疗效差的稳定型心绞痛患者，疗效肯定。选择性和非选择性 β 受体拮抗药对心绞痛的疗效差别不大，可减少心绞痛发作的次数和程度，提高运动耐量，改善生活质量。由于其具有减慢心率和降低血压的作用，特别适用于伴有心率快和高血压的心绞痛患者。与硝酸酯类药物合用可减少硝酸酯类药物的用量，从而减缓硝酸酯类药物耐受性的产生。②不稳定型心绞痛：其发病机制是冠状动脉器质性狭窄和痉挛，应用 β 受体拮抗药可减少心肌耗氧量，改善冠状动脉血流量，增加缺血心肌供血，在无禁忌证时效果较好。③变异型心绞痛：本类药物阻断 β 受体后，可使 α 受体作用占优势，导致冠状动脉痉挛收缩，从而加重心绞痛症状，故不宜应用。

（三）用法与用量

普萘洛尔每日口服 40～80mg，分 3～4 次服用，先从小剂量开始，逐渐加量，至每日 80mg 以上。疗效判定指标是静息情况下心率为 55～60 次/分，活动后无增快，可认为 β 受体已被有效地阻断。使用时应注意个体差异，根据症状调整剂量。与硝酸异山梨酯合用时，普萘洛尔每次口服 10～40mg，硝酸异山梨酯每次于饭后舌下含服 5mg，每日 3～4 次。美托洛尔每日 100～150mg，分 2～3 次服用，必要时可增加剂量至 150～300mg。阿替洛尔每次 25～50mg，每日 2 次或每次 100mg，每日 1 次口服。吲哚洛尔每日 15～60mg，分 3 次口服。

（四）不良反应与注意事项

1. 一般反应　恶心、呕吐、轻度腹泻等消化道症状。

2. 过敏反应　可引起皮疹、血小板减少等过敏反应。

3. 抑制心功能　药物减慢心率，窦房结功能不全者可出现心动过缓、房室传导阻滞，心功能不全者可加重心脏抑制，低血压者可使其症状加重。具有内在拟交感活性的药物，对心功能影响较小，但过量也会导致心功能的严重抑制。心动过缓、低血压、严重心功能不全者禁用。

4. 诱发和加重哮喘　非选择性的 β 受体拮抗药更为严重，选择性的 $β_1$ 受体拮抗药及具有内在拟交感活性的药物相对安全，但较大剂量时仍有诱发哮喘的可能。故哮喘或慢性阻塞性肺疾病患者禁用。

5. 反跳现象　长期应用 β 受体拮抗药由于受体向上调节，如果突然停药，可出现反跳现象，导致心动过速、心绞痛加重，甚至出现室性心律失常、心肌梗死或猝死。故长期应用 β 受体拮抗药，应逐渐减量，至少 2 周后停药。

6. 抑制胰高血糖素升高血糖的作用　β 受体拮抗药可使胰岛素的降低血糖作用增强及延长，合用时可掩盖低血糖的症状，必须引起注意，糖尿病患者慎用或禁用此类药物。

（五）药物相互作用

β 受体拮抗药与维拉帕米合用，可加重对心脏的抑制作用及降压作用；与地高辛合用，可使心率明显减慢，而致心动过缓；吲哚美辛和水杨酸可减弱 β 受体拮抗药的降压作用；西咪替丁使 β 受体拮抗药在肝内代谢减少，$t_{1/2}$ 延长，加强其作用。

三、钙通道阻滞药

钙通道阻滞药又名钙拮抗药，是选择性作用于钙通道，阻滞细胞外 Ca^{2+} 流入细胞内，从而影响细胞功能的一类药物。细胞内 Ca^{2+} 对细胞功能有着非常重要的作用，作为重要的细胞内第二信使，调节许多细胞反应和活动，参与神经递质释放、肌肉收缩、腺体分泌、血小板激活等，特别是对心血管系统的功能起着重要作用。因此，钙通道阻滞药在临床上多用于治疗心血管系统疾病，如心律失常、高血压、心肌缺血性疾病（冠心病、心绞痛）、脑血管疾病、CHF 等。自 20 世纪 70 年代以来，钙通道阻滞药开始用于防治缺血性心脏疾病，可单独应用，也可与硝酸酯类药物、β 受体拮抗药合用。常用于心绞痛治疗的钙通道阻滞药主要有维拉帕米、硝苯地平、地尔硫草、普尼拉明（prenylamine）及哌克昔林（perhexiline）等。

（一）药理作用与机制

细胞内 Ca^{2+} 浓度的升高可使心肌和血管平滑肌的收缩加强、心脏做功增加。血管平滑肌细胞的收缩主要依赖细胞内储存 Ca^{2+} 的释放，同时血管平滑肌细胞外 Ca^{2+} 内流可促使细胞内储存的 Ca^{2+} 释放。心肌细胞收缩的 Ca^{2+} 来源于细胞外，通过钙通道内流而起作用。因此，钙通道开放所致的 Ca^{2+} 内流增加在血管平滑肌和心肌收缩过程中发挥重要作用。钙通道阻滞药抗心绞痛的药理作用及机制如下所示。

1. 降低心肌耗氧量

（1）扩张血管，减轻心脏负荷：药物作用于血管，尤其是小动脉，阻滞其 Ca^{2+} 内流，使血管平滑肌松弛，外周血管扩张，外周阻力降低，心脏后负荷减轻，从而减少心肌耗氧量。硝苯地平扩张血管作用较强，应用后可出现反射性心率加快，使心肌耗氧量增加，维拉帕米、地尔硫草此作用较弱。

（2）抑制心脏，心肌收缩力减少，心率减慢：药物作用于心肌细胞，阻滞 Ca^{2+} 内流，使心肌收缩力减弱，窦房结自律性下降，心率减慢，从而降低心肌的耗氧量。对心脏的抑制作用以维拉帕米最强，地尔硫草次之，硝苯地平最弱。

（3）拮抗交感神经活性：Ca^{2+} 参与肾上腺素能神经末梢递质的释放，钙通道阻滞药阻滞 Ca^{2+} 进入神经末梢，可抑制递质释放，从而抑制交感神经活性增高所引起的心肌耗氧量增加，以维拉帕米的作用较强。

2. 增加心肌的血液供应

（1）扩张冠状动脉：冠状动脉对钙通道阻滞药最为敏感，钙通道阻滞药是目前作用最强的冠状动脉扩张药。除直接松弛血管平滑肌外，还可促进血管内皮细胞合成和释放 NO，故应用钙通道阻滞药可扩张冠状动脉，解除冠状动脉痉挛，降低冠状动脉阻力，以增加心肌血液供应。

（2）促进侧支循环开放：增加缺血区的血液灌注。

（3）抑制血小板聚集：可拮抗心肌缺血时儿茶酚胺诱导的血小板聚集，改善血流动力学，有利于保持冠状动脉血流通畅。

3. 保护缺血的心肌细胞　心肌缺血或再灌注时细胞内"钙超载"可造成心肌细胞尤其是线粒体功能严重受损。首先，钙通道阻滞药可阻滞 Ca^{2+} 内流，减轻细胞"钙超载"，保护线粒体行使氧化磷酸化的功能，在心肌缺血或再灌注早期给予钙通道阻滞药，保护细胞；其次，钙通道阻滞药减少组织 ATP 分解，抑制黄嘌呤氧化酶的激活和继发性的氧自由基产生，保护缺血心肌；再次，还可抑制心肌缺血时 cAMP 的堆积，因而可对抗 cAMP 过量所诱发的正性肌力效应和心律失常，在心肌梗死后应用钙通道阻滞药可有效地减少猝死的发生。

（二）临床应用

冠状动脉痉挛所致的变异型心绞痛者是钙通道阻滞药最佳适应证，也可用于稳定型和不稳定型心绞痛。本类药物对支气管平滑肌不但无收缩作用，还具有一定程度的扩张作用，故对伴有哮喘和阻塞性肺疾病患者更为适用。钙通道阻滞药能扩张外周血管，可用于伴有外周血管痉挛性疾病的心绞痛者。不同类型的钙通道阻滞药具有不同特点及不良反应，因此临床选药时应予注意。

硝苯地平：以扩张血管作用为主。硝苯地平扩张冠状动脉血管，解除冠状动脉痉挛，对变异型心绞痛的效果最好；松弛外周血管，降压作用很强，可反射性地加快心率，增加心肌耗氧量，故其对稳定型心绞痛疗效不及普萘洛尔，且可增加心肌梗死的发生，与普萘洛尔合用可提高疗效，减少不良反应；硝苯地平对房室传导无影响，因而对伴有房室传导阻滞的患者较安全；同时，硝苯地平对心肌的抑制作用较弱，而扩张血管作用较强，血压的降低可反射性地引起心肌收缩力加强，本药一般不易诱发心力衰竭。但应注意硝苯地平扩张外周血管的作用较强，在血压较低时可使低血压进一步恶化。

维拉帕米：可用于稳定型和不稳定型心绞痛、变异型心绞痛。维拉帕米扩张冠状动脉血管作用也较强，但扩张外周血管作用弱于硝苯地平，较少引起低血压，抗心律失常作用明显，因此，适用于伴有心律失常的心绞痛患者。与 β 受体拮抗药合用可明显抑制心肌收缩力和传导速度，应谨慎。维拉帕米可提高地高辛的血药浓度，故洋地黄化患者合用维拉帕米时易中毒，应慎用维拉帕米。

地尔硫䓬：其作用强度介于硝苯地平和维拉帕米，选择性扩张冠状动脉，对外周血管作用较弱；具有减慢心率和抑制传导作用和非特异性拮抗交感神经系统活性的作用。由于减少心率与血压的乘积，故可明显减少缺血性发作，主要用于冠状动脉痉挛引起的变异型心绞痛的治疗，效果好，且不良反应少。对不稳定型心绞痛疗效较好。应用时较少引起低血压，并且可降低心肌梗死后心绞痛的发病率。

（三）用法与用量

硝苯地平口服，每次 10～20mg，每日 3 次；缓释片每次 30～60mg，每日 1 次。硝苯地平舌下含服，每次 10mg，10min 内显效；静脉注射每次 1mg。地尔硫䓬口服，每次 30～60mg，每日 3 次；缓释剂口服，每次 90～180mg，每日 1 次。维拉帕米，每次 40～120mg，每日 3 次；缓释片每次 120～360mg，每日 1 次；静脉注射，每次 5～10mg，于 10min 内缓慢注入。

（四）药物相互作用

维拉帕米和硝苯地平能降低地高辛的清除率，使地高辛血药浓度升高，$t_{1/2}$ 延长，增加中毒发生率，两者合用时，地高辛应减半或根据血药浓度调整剂量；地尔硫䓬可使地高辛血药浓度增加 20%～30%，合用时也应减少地高辛用量。维拉帕米与 β 受体拮抗药合用时，两者均有负性肌力和负性频率作用，可致低血压、窦房结功能失调、房室传导阻滞，甚至有导致心搏骤停的危险，应慎用。

（五）其他药物

双嘧达莫

双嘧达莫（dipyridamole，潘生丁）是较强的冠状动脉扩张药。

本药是腺苷的增强剂，能抑制心肌细胞对腺苷的摄取，并减少 PDE 对 cAMP 的降解，使冠状动脉扩张，且主要作用于冠状动脉的小阻力血管。心肌缺血时，处于缺血区的阻力血管由于缺氧已呈现代偿性的扩张状态，故此时应用本药只能扩张非缺血区的阻力血管，造成冠状动脉窃血，反而减少缺血区的血液供应，不利于心绞痛的治疗，见图 7-1。长期使用本药，可促进侧支循环开放，对心脏具有负性肌力和负性频率作用且能抑制血小板聚集。早年曾是治疗冠心病的常用药物，现已少用于治疗心肌缺血。其有抗血小板聚集作用，可减少血栓栓塞的形成，可用于心脏手术或瓣膜置换术。

尼 可 地 尔

尼可地尔（nicorandil）是新型血管扩张药。通过增加细胞内 cGMP 的生成，激活钾通道，K^+ 外流，细胞膜超极化，较强地扩张冠状动脉的输送血管，且无冠状动脉窃血，不影响血压、心率、心肌收缩力及心肌耗氧量；还具有抑制血小板聚集防止血栓形成的作用；适用于冠心病、心绞痛的治疗；对于劳力性、自发性、梗死后或混合性心绞痛均有效；不易产生耐受性；较大剂量时能显著扩张外周动脉，可用于轻、中度高血压的治疗。

吗 多 明

吗多明（molsidomine）与硝酸酯类药物的作用机制相似，为钙通道阻滞药，可扩张血管平滑肌（特别是静脉和小静脉的平滑肌），使血压轻度下降，回心血量减少，心排血量降低，心脏工作负荷减轻，心肌氧耗减少；也能扩张冠状动脉，促进侧支循环开放，增加缺血区的血液供应；可用于稳定型心绞痛、充盈压较高的急性心肌梗死的治疗。近年来动物实验发现吗多明具有致癌作用，国外市场上已暂停使用。

地 拉 草

地拉草（dilazep）具有明显、持久的选择性扩张冠状动脉作用，可增加冠状动脉血流量，还可促进冠状动脉的侧支循环，并具有抗血小板聚集作用，对心率和血压没有明显影响。其作用机制为抑制腺苷分解酶，阻止腺苷的分解代谢，从而发挥腺苷的扩张冠状动脉作用，临床用于心绞痛的治疗，与强心苷合用可增强对 CHF 的控制效果。口服吸收良好，2～6h 血药浓度达峰值，$t_{1/2}$ 约 24h。其在心肌的浓度比在脑或其他组织高 2～6 倍，偶见头晕、胃肠不适等。新近心肌梗死患者禁用。

第三节　心绞痛的治疗原则

1. 发作时的治疗

（1）休息：发作时立刻休息，一般在停止活动后症状可缓解。

（2）药物治疗：若较重的发作，可舌下含服硝酸甘油，作用快，1～2min 开始起作用，约 0.5h 后作用消失；也可选用二硝酸异山梨酯，舌下含服，2～5min 见效。经治疗疼痛不能缓解或本次发作较平时重且持续时间长者，应及时到医院检查治疗。

2. 缓解期的治疗　非药物治疗措施：尽量避免各种诱因；调节饮食，不宜过饱；禁绝烟酒；调整生活节奏，减轻精神负担；适当的体力活动，但以不发生疼痛症状为度。

初次发作（初发型）或发作频繁、加重（恶化型）或卧位型、变异型、中间综合征、梗死后心绞痛等，疑为心肌梗死前奏的患者，应休息一段时间，使用作用持久的抗心绞痛药，以防心绞痛发作，可单独选用、交替应用或联合应用以下药物，提高疗效并抵消不良反应。

（1）硝酸酯类药物：硝酸异山梨醇、戊四硝酯等。

（2）β 受体拮抗药：普萘洛尔、氧烯洛尔、吲哚洛尔、索他洛尔、美托洛尔、阿替洛尔、醋丁洛尔等。β 受体拮抗药和硝酸酯类药物合用时，除了两类药物潜在的作用相加外，β 受体拮抗药可降低硝酸酯类药物所致的反射性心率加快，而硝酸酯类药物可降低 β 受体拮抗药引起的外周血管阻力增加及心室容积的扩大，使不良反应减少。但要注意：①两药有协同作用，因而剂量应偏小，开始剂量尤其要注意减小，以免引起直立性低血压等不良反应；②停用 β 受体拮抗药时应逐步减量，避免突然停用诱发心肌梗死；③心功能不全、心动过缓、支气管哮喘者不宜用。

（3）钙通道阻滞药：硝苯地平、维拉帕米、地尔硫草、尼卡地平、氨氯地平等。钙通道阻滞药是变异型心绞痛的首选药物。本类药可与硝酸酯同服，也可与 β 受体拮抗药合用，因为二者的药动学作用方式互补，早期应用这种疗法可降低对血管再造术和血管成形术的需要。硝苯地平可与 β 受体拮抗药同服，但维拉帕米、地尔硫草与 β 受体拮抗药合用时则有过度抑制心脏的危险。停用本类药时也宜逐渐减量然后停服，以免发生冠状动脉痉挛。

（4）其他：低分子右旋糖酐或羟乙基淀粉注射液可改善微循环的灌流，用于心绞痛的频繁发作。肝素、溶血栓药和抗血小板药等抗凝剂可用于治疗不稳定型心绞痛等。

3. 外科手术治疗 主要是在体外循环下施行主动脉-冠状动脉旁路移植手术，以改善病变冠状动脉所供血心肌的血流供应。

【思考题】

1. 治疗心绞痛的药物有哪些？它们各有何特点？

2. 普萘洛尔与硝酸甘油合用治疗心绞痛有何优点？

【案例分析】

患者，男，60岁，由于气温骤降没有及时加衣服，引发胸骨后剧烈压榨性疼痛，并放射至左肩持续数分钟，伴有窒息感，面色苍白，大汗淋漓，一日发生2次而急诊入院。

问题：

（1）根据以上特点判断该患者患有何种疾病？

（2）疼痛发作时应立即采取什么样的缓解措施？

（3）请正确选择常用的两类药物，并简述各类药物的主要作用。

（4）请为患者提供正确的联合用药，并简述理由。

（朱 宁）

第八章　调血脂药与抗动脉粥样硬化药

【教学目标】
1. 掌握他汀类药物作用、作用机制、临床用途及主要不良反应。
2. 熟悉贝特类药物、烟酸及其他抗动脉粥样硬化药的药理作用特点。
3. 了解抗动脉粥样硬化药的分类。

【教学重点】　他汀类药物的作用、作用机制、临床应用及主要不良反应。

【教学难点】　他汀类药物的作用机制。

心脑血管疾病是心脏血管和脑血管疾病的统称，心脑血管疾病是当前严重威胁人类，特别是 50 岁以上中老年人健康的常见病。动脉粥样硬化（atherosclerosis，AS）主要发生在动脉，特点是受累动脉病变从内膜开始，一般先有脂质和复合糖类积聚、出血及血栓形成，进而纤维组织增生及钙质沉着，并有动脉中层的逐渐蜕变和钙化，导致动脉壁增厚变硬、血管腔狭窄。病变常累及大中肌性动脉，特别是冠状动脉、脑动脉和主动脉，一旦发展到足以阻塞动脉腔，则该动脉所供应的组织或器官将缺血或坏死。由于在动脉内膜积聚的脂质外观呈黄色粥样，因此称为动脉粥样硬化。它是心脑血管疾病的主要原因，防治动脉粥样硬化发生与发展是防治心脑血管疾病的重要措施。

动脉粥样硬化发病机制复杂，目前尚未完全阐明。近年越来越多的资料证明，动脉粥样硬化作为一种炎性反应，是由高血压、糖尿病、吸烟、肥胖等多种遗传基因与环境危险因素相互关联的结果。多种危险因素有形或无形地损伤血管内皮，引起以单核细胞为主的白细胞沿血管壁滚动，并黏附于血管内皮，移向内皮下间隙，转化为巨噬细胞，无限制地摄取脂质，特别是氧化低密度脂蛋白（oxidized low density lipoprotein，ox-LDL），成为泡沫细胞；在释放的某些活性因子影响下，血管平滑肌细胞出现增殖和向内皮迁移，并摄取ox-LDL 也成为泡沫细胞；泡沫细胞的脂质逐渐蓄积形成脂质条纹，这些反应长期持续发生和发展，导致动脉粥样硬化斑块形成。斑块自内膜突向血管腔可造成管腔狭窄甚至闭塞而阻塞血流，引起靶器官供血不足；如果斑块破裂，则表现为临床急症，如血管出血或形成血栓。动脉粥样硬化的症状主要取决于血管病变及受累器官的缺血程度。脂质代谢障碍是动脉粥样硬化形成的病变基础，临床常用于防治动脉粥样硬化的药物称为调血脂药（lipid-modulating drugs）和抗动脉粥样硬化药（antiatherosclerotic drugs）。

第一节　调血脂药

血脂包括胆固醇（cholesterol，Ch）、三酰甘油（triglyceride，TG）、磷脂（phospholipid，PL）和游离脂肪酸（free fatty acid，FFA）等，是血浆或血清中所含脂类的统称。胆固醇又分为胆固醇酯（cholesteryl ester，CE）和游离胆固醇（free cholesterol，FC），两者相加为总胆固醇（total cholesterol，TC）。

血脂与载脂蛋白（apoprotein，Apo）结合形成脂蛋白（lipoprotein，Lp）后才能溶于血浆，并进行转运和代谢。脂蛋白呈微小颗粒状，应用超速离心或电泳的方法分离，根据密度大小可分为乳糜微粒（chylomicron，CM）、极低密度脂蛋白（very low density lipoprotein，VLDL）、低密度脂蛋白（low density lipoprotein，LDL）、高密度脂蛋白（high density lipoprotein，HDL），见表 8-1。中间密度脂蛋白（intermediate density lipoprotein，IDL）是 VLDL 在血浆的异化的中间代谢物，密度为 $1.006\sim1.019g/mL$。

Apo 主要有 A、B、C、D、E 五类，又各分为若干亚组分。不同的脂蛋白含不同的 Apo，Apo 主要功能是结合和转运脂质，又各有其特殊功能。例如，ApoA I 激活卵磷脂胆固醇酰基转移酶（lecithin cholesterol acyl transferase，LCAT），识别 HDL 受体；ApoA II 稳定 HDL 结构，激活肝脂肪酶（hepatic lipase，HL），促进 HDL 的成熟及胆固醇逆向转运；ApoB100 能识别 LDL 受体；ApoC II 是脂蛋白脂酶（lipoprotein lipase，LPL）的激活剂，促进 CM 和 VLDL 的分解；ApoC III 则抑制 LPL 的活性，并抑制肝细胞 ApoE 受体；ApoD 促进胆固醇及 TG 在 VLDL、LDL 与 HDL 间的转运；ApoE 参与 LDL 受体的识别。

表 8-1 脂蛋白的种类、组成及功能

项目	CM	VLDL	LDL	HDL
密度（g/mL）	<0.95	0.951～1.006	1.006～1.063	1.063～1.210
组成（%）蛋白质	0.5～2	5～10	20～25	50
组成（%）脂类	98～99.5	90～95	75～80	50
合成部位	小肠黏膜细胞	肝细胞	血浆	肝、肠
功能	转运外源 TG 及胆固醇	转运内源 TG 及胆固醇	转运内源胆固醇	逆向转运胆固醇

某些血脂或脂蛋白高出正常范围则称为高脂血症，可分为Ⅰ、Ⅱa、Ⅱb、Ⅲ、Ⅳ、Ⅴ六型，各型特点见表 8-2。高脂血症可促进动脉粥样硬化病变的形成和发展。脂代谢失常除高脂血症外，还应包括 HDL 降低、脂蛋白（a）[Lp（a）]增加等，也是动脉粥样硬化的危险因素。并非所有的脂蛋白升高都能促动脉粥样硬化形成，因此将降血脂药称为调血脂药更为确切。调血脂药是抗动脉粥样硬化药的主要组成部分。大规模试验证明，调血脂药作为心脑血管疾病的一级或二级预防和治疗，长期服用能显著降低心脑血管疾病的发病率和死亡率并改善介入性治疗预后。

表 8-2 高脂血症的分型

分型	脂蛋白异常	脂质异常	分型	脂蛋白异常	脂质异常
Ⅰ	CM↑	TC↑ TG↑↑↑	Ⅲ	IDL↑	TC↑↑ TG↑↑
Ⅱa	LDL↑	TC↑↑	Ⅳ	VLDL↑	TG↑↑
Ⅱb	VLDL、LDL↑	TC↑↑ TG↑↑	Ⅴ	CM、VLDL↑	TC↑ TG↑↑↑

一、主要降低 TC 和 LDL 的药物

（一）他汀类药物

人体内的胆固醇大部分靠肝脏自身合成，大约 1/3 来自食物。β-羟-β-甲戊二酸单酰辅酶 A（β-hydroxy-β-methylglutaryl-CoA，HMG-CoA）是肝细胞合成胆固醇过程中的限速酶，催化生成甲羟戊酸（mevalonic acid，MVA），抑制 HMG-CoA 还原酶能阻碍胆固醇合成。1976 年从桔青霉菌（*Penicillium citricum*）培养液中发现美伐他汀有抑制 HMG-CoA 还原酶的作用，因其不良反应而未被应用；1979 年从红曲霉菌（*Monascus purpureus*）发现 monacolin K；1980 年从土曲霉菌（*Aspergillus terreu*）发现 mevinolin，后证明二者为同一物质，即洛伐他汀（lovastatin），具有良好的调血脂作用，随后洛伐他汀于 1987 年在美国上市。辛伐他汀（simvastatin）是洛伐他汀的甲基化衍生物，调血脂作用更强，最早是由默克公司研发，1992 年应用于临床。同时发现 compactin 的活性代谢产物普伐他汀（pravastatin），人工合成了阿伐他汀（atorvastatin）、氟伐他汀（fluvastatin），这些 HMG-CoA 还原酶抑制剂统称他汀类（statin），共同特点是具有二羟基庚酸结构或为内酯环或为开环羟基酸，是抑制 HMG-CoA 还原酶所必需基团，但是内酯环必须转换成相应的开环羟基酸形式才能呈现药理活性。一般具内酯环的洛伐他汀、辛伐他汀亲脂性较强，具开环羟基酸形式的普伐他汀亲水性较强，氟伐他汀则介于两者之间。

1. 体内过程 他汀类药物一般以羟酸型者吸收较好，内酯型者吸收后在肝脏内水解成活性的羟酸型。很少进入外周组织，大部在肝脏代谢，经胆汁由肠道排出，少部分由肾排出。各药的药物代谢动力学参数见表 8-3。

表 8-3 HMG-CoA 还原酶抑制剂药物代谢动力学特点

特点	洛伐他汀	辛伐他汀	普伐他汀	阿伐他汀
口服吸收（%）	30	60～85	35	>99
t_{max}（h）	2～4	1.2～2.4	1～1.5	1～2
血浆蛋白结合率（%）	≥95	>95	50	≥98
肝摄取率（%）	≥70	≥80	45	>90
$t_{1/2}$（h）	3	1.9	1.5～2	14

2. 药理作用

（1）调血脂作用：动物及临床研究资料均证实他汀类药物具有明显的调血脂作用，在治疗剂量下，降低低密度脂蛋白胆固醇（LDL-C）的作用最强，对 TC 的作用次之，对 TG 作用很小，略升高高密度脂蛋白胆固醇（HDL-C）。调血脂作用呈剂量依赖性，约 2 周显效，4～6 周达高峰，长期应用可保持疗效。

作用机制：他汀类与 HMG-CoA 具有相似的化学结构，且和 HMG-CoA 还原酶的亲和力高出 HMG-CoA 数千倍，对 HMG-CoA 还原酶发生竞争性抑制，使胆固醇合成受阻，除使血浆胆固醇浓度降低外，还通过负反馈调节导致肝细胞表面 LDL 受体代偿性增加及活性增强，致使血浆 LDL 降低，继而导致 VLDL 代谢加快，再加肝脏合成及释放 VLDL 减少，也导致 VLDL 及 TG 相应下降。HDL 的升高，可能是由于 VLDL 减少的间接结果。各种他汀类药物与 HMG-CoA 还原酶亲和力的不同，使调脂效应各异。

（2）非调血脂作用：①改善血管内皮功能，提高血管内皮对扩血管物质的反应性；②抑制血管平滑肌细胞（vascular smooth muscle cell，VSMC）的增殖和迁移，加速血管平滑肌细胞凋亡；③减少动脉壁巨噬细胞及泡沫细胞形成；④抗炎作用，降低血浆 C 反应蛋白水平，从而减轻动脉粥样硬化过程的炎性反应；⑤抑制单核巨噬细胞的黏附和分泌功能；⑥抑制血小板聚集和提高纤溶活性等，这些作用有利于防止动脉硬化的形成或稳定和缩小动脉粥样硬化斑块。

3. 临床应用

（1）调血脂：适于高胆固醇血症和以胆固醇升高为主的混合型高脂血症。

（2）肾病综合征：对肾脏有一定的保护和改善作用。此作用除与调血脂有关外，可能与他汀类药物抑制肾小球膜细胞的增殖，延缓肾动脉硬化有关。

（3）血管成形术后再狭窄：一般认为血管成形术后再狭窄的发生与动脉粥样硬化病变有类似性，他汀类药物对再狭窄有一定的预防效应。

（4）预防心脑血管急性事件：他汀类药物能增加动脉粥样硬化斑块的稳定性或使斑块缩小，而减少脑卒中或心肌梗死的发生。

（5）其他：可用于缓解器官移植后的排异反应和治疗骨质疏松症。

4. 不良反应及注意事项　他汀类药物不良反应较小而轻，常见不良反应与用药剂量密切相关，大剂量应用时有 2%～9%的患者出现胃肠反应、肌痛、皮肤潮红、头痛等暂时性反应。肝功能受损的表现为血清谷丙转氨酶（glutamic-pyruvic transaminase，GPT）及谷草转氨酶（glutamic-oxaloacetic transaminase，GOT）水平升高，在接受他汀类药物治疗的患者中，仅 1%～2%出现氨基转移酶水平较高幅度升高（超过正常值上限 3 倍），氨基转移酶升高多为一过性，多发生在开始治疗或增加剂量的前 3 个月，一般停药后氨基转移酶水平即可下降；偶见他汀类药物相关性肌病，临床表现包括肌痛、肌炎和横纹肌溶解，出现肌炎及严重横纹肌溶解的病例是比较罕见的，且多发生在合并多种疾病和（或）联合使用多种药物的患者。以辛伐他汀和西立伐他汀（拜斯亭）引起肌病的发病率最高，分别为 1.1%～3.3%和 6%～9.4%，氟伐他汀的发病率最低。动物实验可见超大剂量引起犬的白内障。为此，用药期应定期检测肝功能，有肌痛者应检测肌酸激酶（creatine kinase，CK），必要时停药。妊娠期妇女及有活动性肝病（或氨基转移酶持续升高）者禁用。原有肝病史者慎用。

5. 常用他汀类药物

洛 伐 他 汀

洛伐他汀又名美降脂，为首选的调脂药。洛伐他汀为无活性的内酯环型，口服后吸收率为 30%，一般自小剂量开始，水解成开环羟酸型呈现活性。对肝脏有高度选择性。首过效应为 80%～85%，经 2～4h 达血药浓度峰值。$t_{1/2}$ 为 3h，2～3 日达稳态血浓度。约 83% 经胆汁和粪便排泄，10% 经肾排出。调血脂作用稳定可靠，最常用于治疗高胆固醇血症，尤其伴有 LDL 增高者（Ⅱ型），混合型高脂血症也可用，还可用于肾病或糖尿病伴有高胆固醇血症。一般用药 2 周呈现明显效应，4～6 周可达最佳治疗效果，作用呈剂量依赖性。不良反应较轻，如头痛、倦怠、胃肠道反应、皮疹等。偶有白细胞、血小板减少，肝功能异常等。可有肌痛、CK 增加。

辛 伐 他 汀

辛伐他汀又名舒降脂，为洛伐他汀的甲基衍化物，是无活性的内酯。口服吸收 60%～85%，首过效应高于 80%，5%以活性形式进入血液循环，t_{max} 为 1.2～2.4h，60%经胆汁和粪便排出，13%由尿排出。$t_{1/2}$ 为 1.9h。调血脂作用与洛伐他汀相似，但约较洛伐他汀强 1 倍。可用于降低升高的 TC、LDL-C、ApoB 和 TG。且辛伐他汀升高 HDL-C，从而降低 LDL/HDL 和 TC/HDL 的值。临床试验证明，长期应用辛伐他汀在有效的调血脂的同时，显著延缓动脉粥样硬化病变进展和病情恶化，降低高心脏病风险者发作的概率。

普 伐 他 汀

普伐他汀又名帕伐他汀，为开环活性结构，服后吸收迅速，吸收率 35%，1～1.5h 达血药浓度峰值。血浆蛋白结合率 50%，亲水性较强，不通过血脑屏障，对中枢神经系统无影响，对肝脏有高度选择性。70%由粪便排出，20%经尿排出，$t_{1/2}$ 为 1.5～2h。普伐他汀可用于饮食限制仍不能控制的原发性高胆固醇血症或合并有高三酰甘油血症患者。除降脂作用外，尚能抑制单核巨噬细胞向内皮的黏附和聚集，具有抗炎作用。表明能通过抗炎作用减少心血管疾病。急性冠状动脉综合征早期应用普伐他汀能迅速改善内皮功能，减少冠状动脉再狭窄和心血管疾病的发生。

氟 伐 他 汀

氟伐他汀又名来适可，是第一个人工合成的他汀类药物，结构中具有一个氟苯吲哚环的甲羟戊酸内酯的衍生物，吲哚环模拟 HMG-CoA 还原酶的底物，甲羟戊酸内酯模拟产物甲羟戊酸，能同时阻断 HMG-CoA 还原酶的底物和产物，进而抑制甲羟戊酸生成胆固醇发挥调血脂作用。口服吸收迅速而完全，不受饮食的影响，首过效应明显，主要在肝脏中起作用，肝脏也是其主要代谢部位，循环中的浓度很低，98%以上与血浆蛋白结合，吸收量的 90%以上从胆道经粪便排出，仅 5%由尿排出。$t_{1/2}$ 为 0.5h。临床应用于饮食治疗未能完全控制的原发性高胆固醇血症和原发性混合型血脂异常患者。在发挥调血脂作用的同时，还能抑制血小板聚集和改善胰岛素抵抗。在开始本药治疗前及治疗期间，患者必须坚持低胆固醇饮食。常规推荐剂量为 20mg 或 40mg，每日 1 次，晚餐时或睡前吞服。要根据个体对药物和饮食治疗的反应及公认的治疗指南来调整剂量。长期服用持续有效。

阿 伐 他 汀

阿伐他汀口服吸收迅速，不受饮食影响，t_{max} 为 1～2h，绝对生物利用度为 12%。经肝脏代谢，而活性代谢产物的作用占总抑制作用的 70%。原药血浆 $t_{1/2}$ 约 14h，而活性代谢产物对 HMG-CoA 还原酶的抑制 $t_{1/2}$ 却长达 20～30h。老年人 $t_{1/2}$ 较长，女性较男性为短。此药与氟伐他汀有相似的作用特性和适应证。能抑制 HMG-CoA 还原酶的活性，从而使胆固醇合成减少，但是降 TG 作用较强。常用于原发性高胆固醇血症、混合型高脂血症或高胆固醇血症并有动脉粥样硬化危险的患者，降低升高的 TC、LDL-C、ApoB 和 TG 水平。大剂量对纯合子家族性高胆固醇血症也有效。

（二）胆汁酸结合树脂类药物

此类药物进入肠道后不被吸收，与胆汁酸牢固结合阻滞胆汁酸的肝肠循环和反复利用，从而大量消耗胆固醇，使血浆 TC 和 LDL-C 水平降低。

考 来 烯 胺

考来烯胺（cholestyramine），又名消胆胺，为苯乙烯型强碱性阴离子交换树脂类，其氯化物呈白色或淡黄色球状颗粒或粉末，无臭或有氨臭。Cl⁻与其他阴离子交换，1.6g 考来烯胺能结合胆盐 100mg。

【体内过程】　不被胃肠道吸收。用药后 1～2 周，血浆胆固醇浓度开始降低，可持续降低 1 年以上。部分患者在治疗过程中，血清胆固醇浓度开始降低，后又恢复或超过基础水平。停药后 2～4 周血浆胆固醇浓度恢复至基础水平。

【药理作用】　本药能降低 TC 和 LDL-C，其强度与剂量有关，在一般剂量下，用药后 1 周内 LDL-C 水平开始下降，2 周内达最大效应，可使血浆 TC 水平下降 20%以上，LDL-C 水平下降 25%～35%，TG 水平可有所升高，但在连续用药中可逐渐恢复至正常水平，ApoB 也相应降低，HDL 几无改变。

【作用机制】　考来烯胺在肠道通过离子交换与胆汁酸结合后发生下列作用：①药物结合的胆汁酸失去活性，进而减少食物中脂类（包括胆固醇）的吸收；②阻滞胆汁酸在肠道的重吸收；③由于大量胆汁酸丢失，肝内胆固醇经 7-α 羟化酶的作用转化为胆汁酸，肝细胞胆固醇减少；④肝细胞胆固醇减少，使细胞表面 LDL 受体增加和活性增强；⑤大量含胆固醇的 LDL 经受体进入肝细胞，使血浆 TC 和 LDL 水平降低；⑥可引起 HMG-CoA 还原酶继发性活性增加，但不能补偿胆固醇的减少，本类药若与他汀类药物联合应用，产生协同作用。

【临床应用】　适用于Ⅱa 及Ⅱb 型高脂蛋白血症、杂合子家族性高脂蛋白血症，多在用药后 4～7 日见效，两周内呈最大效应。对纯合子家族性高胆固醇血症无效。对同时有 TG 升高患者（Ⅲ、Ⅱb 型）可加服降 TG 药，如烟酸、贝特类药物等。对原发性胆汁性肝硬化、慢性胆囊炎、胆结石、药物引起的淤积性黄疸等也有一定的辅助治疗效果。

【不良反应与注意事项】 由于本药的剂量较大，又有特殊的臭味和一定的刺激性，少数人用后可能有便秘、腹胀、嗳气、食欲减退等，大部分在两周后可逐渐消失，若便秘过久，应该停药；因胆汁淤积可出现瘙痒和皮疹；可能出现短时的氨基转移酶升高、高氯酸血症或脂肪痢等；幼儿可出现低氯血症性酸中毒；干扰维生素 D 的吸收，可产生一定程度的骨质疏松或骨软化，应用于老年人时应注意预防。

考来烯胺在肠腔内可干扰酸性药物的吸收，如氯噻嗪、保泰松、巴比妥酸等，也可与洋地黄毒苷、甲状腺素、口服抗凝药、脂溶性维生素（维生素 A、维生素 D、维生素 E、维生素 K）、叶酸及铁剂等结合，影响这些药物吸收，应尽量避免配伍使用，必要时可在服此药 1h 前或 4h 后服上述药物。

考 来 替 泊

考来替泊（colestipol），又名降胆宁，为二乙基五胺环氧氯丙烷的聚合物，为弱碱性阴离子交换树脂，有亲水性，含水分约 50%，但是不溶于水，呈淡黄色，无异味，患者易于接受。其药理作用、临床应用和不良反应与考来烯胺基本相似，为可吸附并排出胆酸的降胆固醇药，使血胆固醇下降。适用于 II a 型高脂蛋白血症。

（三）乙酰辅酶 A 胆固醇酰基转移酶抑制药

本类药物可促进细胞内胆固醇转化为 CE，这种转化在肝细胞促进 VLDL 的组成和释放；在血管壁促进胆固醇的蓄积；在小肠促进胆固醇的吸收；在巨噬细胞，则促进泡沫细胞的形成，对胆固醇的吸收、蓄积和泡沫细胞的形成等动脉粥样硬化病变过程都有促进作用。因此，药物抑制乙酰辅酶 A 胆固醇酰基转移酶（acyl-CoA cholesterol acyltransferase，ACAT）可产生调血脂和抗动脉粥样硬化的效应。

甲亚油酰胺

甲亚油酰胺（melinamide），又名亚油甲苄胺，抑制 ACAT 活性，从而阻滞细胞内胆固醇向 CE 的转化，从而减少外源性胆固醇的吸收，减少胆固醇在肝脏形成 VLDL，并降低外周组织 CE 的蓄积和泡沫细胞的形成，有利于胆固醇的逆化转运，使血浆及组织胆固醇均降低。适用于 II 型高脂蛋白血症。口服后吸收不完全，约 50% 经门静脉吸收，近 50% 以原型随粪便排出。不良反应轻微，可有食欲减退或腹泻等。本药与抗凝血药联用应谨慎；妊娠期妇女、哺乳期妇女及小儿禁用；出现过敏反应立即停药。

二、主要降低 TG 及 VLDL 的药物

（一）贝特类药物

贝特类药物有氯贝丁酯、苯扎贝特、非诺贝特等，亦称苯氧芳酸衍生物，可降低 TG 及 VLDL 水平，尤其显著降低 TG，20 世纪 60 年代上市后曾广泛应用。后经大规模和长期临床试验发现严重不良反应，如肝胆系统并发症，且长期服用不能降低冠心病的死亡率，现已少用。目前应用的新型贝特类药物，增强了其调血脂作用，不良反应大大减少。

1. 体内过程 口服吸收快而完全，与血浆蛋白结合，外周组织分布较少。经肝脏代谢，与葡糖醛酸结合，少量以原型经肾排出。因化学结构各异，代谢不同，$t_{1/2}$ 也有差异。吉非贝齐、苯扎贝齐具活性酸形式，吸收后发挥作用快，持续时间短，$t_{1/2}$ 仅 1~2h；氯贝丁酯、非诺贝特，口服后先水解成活性酸形式再发挥作用，起效慢，持续时间长，$t_{1/2}$ 为 13~20h。

2. 药理作用

（1）调血脂作用：能降低血浆 TG 20%~60%、极低密度脂蛋白胆固醇（VLDL-C）63%、TC 6%~25%、LDL-C 26%；能升高 HDL-C 10%~30%。但是各种贝特类药物的作用强度不同，吉非贝齐、非诺贝特和苯扎贝特较强。

（2）非调脂作用：防止血液凝固、促进血栓溶解，具有抗血栓作用，也可减少动脉粥样硬化性炎症等，共同发挥抗动脉粥样硬化效应。

3. 作用机制 贝特类药物调血脂的作用机制可能通过以下途径。

（1）抑制乙酰辅酶 A 羧化酶，减少脂肪酸从脂肪组织进入肝脏，进而减少 TG、VLDL 的合成。

（2）增强 LPL 活化，使 CM、VLDL 分解代谢加强。

（3）增加 HDL 合成，减少其清除，促进胆固醇逆向转运，降低血浆胆固醇。

（4）加速 LDL 颗粒的清除。有研究报道，非诺贝特能激活类固醇激素受体类的核受体-过氧化物酶体增

殖激活受体 α（peroxisome proliferator activated receptor-α，PPAR-α），调节 LPL、ApoCⅢ、ApoAⅠ等基因的表达，从而降低 ApoCⅢ转录，增加 LPL 和 ApoAⅠ生成。

贝特类药物非调血脂作用的机制，可能与降低某些凝血因子的活性，减少纤维蛋白溶酶原激活物抑制物产生有关；而其抗动脉粥样硬化的炎性作用，可能与贝特类药物作为 PPAR 的配体有关。

4. 临床应用　主用于原发性高三酰甘油血症，因为本类药的突出作用是显著降低 TG，对Ⅲ型高脂蛋白血症、混合型高脂蛋白血症、2 型糖尿病的高脂血症，也有较好的疗效。

5. 不良反应与注意事项　一般耐受良好，不良反应发生率为 5%～10%。一般反应主要为消化道症状，如食欲缺乏、恶心、腹胀等。其次为乏力、头痛、失眠、皮疹、阳痿等。偶有肌痛、尿素氮增加、氨基转移酶升高，停药后可恢复。

本类药物与口服抗凝药同用，可使抗凝活性增强，常需减少抗凝药的剂量。与他汀类药物联合应用，有增加肌病发生的可能。

6. 常用的贝特类药物

苯 扎 贝 特

苯扎贝特（benzafibrate），又名必降脂。口服后从胃肠道吸收迅速而完全，t_{max} 为 21h，95%与蛋白质结合，排泄较快，24h 后 94.6% 经尿排出，少部分由粪便排出，肾功能不全者应注意调整剂量，以防止药物蓄积中毒。显著抑制 HMG-CoA 还原酶，活化肝脏蛋白脂肪酶，增强 VLDL 的分解代谢，加速 TG 降解，从而降低 TG，增加 LDL 受体数量和活性，降低 LDL-C 和总 TC，并使 Lp（a）水平降低。可用于Ⅰ型、Ⅱ型、Ⅲ型、Ⅳ型和Ⅴ型高脂蛋白血症，也可用于伴有血脂升高的 2 型糖尿病，除调血脂外，可降低空腹血糖，降低血浆游离脂肪酸、纤维蛋白原和糖化血红蛋白，抑制血小板聚集。

非 诺 贝 特

非诺贝特（fenofibrate），又名力平脂，为第三代贝特类调血脂药。口服吸收迅速，50%～75%被吸收，t_{max} 为 4h，血浆蛋白结合率 99%，体内迅速被组织和血浆酶分解，形成与蛋白紧密结合的游离酸，仅 10%为原型，$t_{1/2}$ 为 22h，约 66% 随尿排泄，肾功能不全者慎用。可以通过激活 PPAR，增加 ApoAⅠ、ApoAⅡ及 LPL 基因表达，减少 ApoCⅢ基因表达，从而增加血中 ApoAⅠ、ApoAⅡ、HDL 和 LPL 浓度，降低血中 ApoCⅢ浓度，加速 CM 及 VLDL 降解，降低 TG、LDL，有利于防止动脉粥样硬化病变的发生与发展。此外，还能明显地降低血浆纤维蛋白原和血尿酸水平，降低血浆黏稠度，改善血流动力学。临床可用于除Ⅱ型高脂蛋白血症、纯合子家族性高胆固醇血症外的各种高脂蛋白血症治疗。长期应用毒性小。

吉 非 贝 齐

吉非贝齐（gemfibrozil），又名诺衡，口服吸收迅速而完全，t_{max} 为 1～2h，$t_{1/2}$ 为 1.5～2h，肝脏代谢，66%经尿排出，6%由粪便排出。作用机制尚不明确，可能与减少肝脏摄取游离脂肪酸而减少肝内 TG 形成，抑制 VLDL、Apo 的合成而减少 VLDL 的生成，增高 HDL。临床用于高脂血症，对血浆 TG 明显增高和伴有 HDL 降低或 LDL 升高类型的高脂血症疗效最好。长期应用可明显降低冠心病的死亡率。

（二）烟酸类药物

此类药物属 B 族维生素，当用量超过其作为维生素作用的剂量时，可有明显的降脂作用。烟酸类药物是最老的调脂药物，属于烟酸衍生物。

烟 酸

烟酸（nicotinic acid），又名尼克酸，为 B 族维生素之一。自然界主要存在于动物内脏、肌肉组织，水果、蛋黄中也有微量存在。目前，烟酸主要作为饲料的营养性添加剂，也广泛用于食品、医药、染料的中间体，大剂量烟酸能降低血清 TG，预防实验性动脉粥样硬化。

【体内过程】　口服吸收迅速而完全，生物利用度 95%。若服用 1g，1h 内血浆浓度可达 15～30mg/mL。很少与血浆蛋白结合，可迅速被肝、肾和脂肪组织摄取，代谢物及原型经肾排出，$t_{1/2}$ 为 20～45min。

【药理作用】　大剂量能降低血浆 TG、VLDL，作用强度因剂量和高脂血症类型不同而异。也可降低 LDL，但作用慢而弱，可与胆汁酸结合树脂类药物、他汀类药物配伍使用，使作用加强。还能升高血浆 HDL，降低 Lp（a）。

【作用机制】　第一，可降低细胞内第二信使 cAMP 的水平，使脂肪酶的活性降低，使脂肪组织中的 TG 不易分解放出游离脂肪酸，肝脏合成 TG 的原料不足，则难以进一步合成和释放 VLDL，继而使 LDL 来源减少。第二，升高 HDL 是烟酸降低 TG 浓度，导致 HDL 分解代谢减少所致。HDL 的增加有利于胆固醇的逆向转运，防止动脉粥样硬化病变的发展。第三，烟酸还能抑制凝血噁烷（TXA_2）的生成，增加 PGI_2 的生成，发挥抑制血小板聚集和扩张血管的作用，改善血流。

【临床应用】　可用于各型高脂血症，尤其 Ⅱb 和 Ⅳ 型。适用于混合型高脂血症、高三酰甘油血症、低高密度脂蛋白血症及高脂蛋白血症患者，可与他汀类药物、贝特类药物联合使用提高疗效。

【不良反应与注意事项】　开始用药剂量大常出现皮肤潮红、瘙痒等症状，应从小剂量开始，逐渐增加剂量。若与阿司匹林配伍使用，可使不良反应减轻。可能由于阿司匹林不仅能缓解烟酸所致的皮肤血管扩张，还可延长其 $t_{1/2}$，并防止烟酸引起尿酸浓度升高。此外，烟酸可刺激胃黏膜，出现消化道症状，引发或加重消化道溃疡，可餐时或餐后服用。长期应用可致皮肤干燥、色素沉着或黑棘皮病，也可引起肝功能异常、血尿酸增多、糖耐量降低等，一般停药后可以恢复。

阿 昔 莫 司

阿昔莫司（acipimox），又名氧甲吡嗪，化学结构类似烟酸。口服吸收迅速，t_{max} 约 2h，不与血浆蛋白结合，$t_{1/2}$ 约 2h，在体内无显著代谢，基本上以原型从尿中排泄。阿昔莫司可抑制脂肪组织的分解，减少游离脂肪酸的释出，减少 TG 的合成；也可抑制 VLDL、LDL 的生成；抑制肝脂肪酶活性，减少 HDL-C 异化；还能激活脂肪组织的脂蛋白脂肪酶，加速 LDL 分解，升高 HDL。其降血脂作用较烟酸强。与胆汁酸结合树脂类药物配伍使用可加强其降 LDL-C 作用。临床常用于 Ⅰ、Ⅱa、Ⅴ 型高脂血症，也适用于高脂蛋白血症及 2 型糖尿病伴有高脂血症患者。不良反应明显小于烟酸，有上腹不适、胃灼热、恶心、腹泻等反应，可在服药几日后逐渐自行减轻或消失。目前尚未发现有明显的肝、肾功能损伤。

三、降低 Lp（a）的药物

Lp（a）由肝脏合成，是血浆中一种富含胆固醇的特殊大分子脂蛋白，其理化性质和组成与 LDL 有很大的共同性，而 Lp（a）中除含有 ApoB 外尚含有 Apo（a），并含有较多的糖类。Lp（a）可以进入并沉积在血管壁上，促进动脉粥样硬化的发生。Lp（a）并与纤溶酶原结构同源，还可与纤溶酶原竞争结合纤维蛋白位点，从而抑制纤维蛋白原水解作用，促进血栓形成。流行病学调查证明，血浆 Lp（a）升高是动脉粥样硬化的独立危险因素，也是经皮穿刺腔内冠状动脉成形术（percutaneous transluminal coronary angioplasty，PTCA）后再狭窄的危险因素。Lp（a）与动脉粥样硬化和血栓形成有着密切的相关性。因此，降低血浆 Lp（a）水平，已经成为防治动脉粥样硬化重要方向。在现有的药物中，烟酸、烟酸戊四醇酯、苯扎贝特、非诺贝特、阿昔莫司、雄性激素、鱼油制剂等，均可降低 Lp（a），用于改善和治疗高脂蛋白血症、心绞痛等。

第二节　抗氧化剂

大量研究与实践资料已证明，体内过多的活性氧（包括氧自由基）引起的氧化应激与心脑血管疾病，如高血压、动脉粥样硬化等的发生发展有关。氧自由基是体内氧代谢的产物，有极强的氧化性。当血管内皮及白细胞等受刺激或损伤时可产生大量氧自由基，攻击生物膜，导致细胞功能障碍，同时氧化修饰脂蛋白，促进动脉粥样硬化病变的发展。

20 世纪 80 年代，Steinberg 等证明 ox-LDL 影响动脉粥样硬化病变发生和发展的多个过程，LDL 在动脉内膜的沉积是动脉粥样硬化的始动因素，在血管细胞分泌的氧自由基作用下，"原始" LDL 成为 ox-LDL，ox-LDL 通过下列途径参与动脉粥样硬化的发生与发展：①损伤血管内皮，诱导单核细胞向内皮黏附与进入，转化成巨噬细胞；②阻滞进入内皮下的单核细胞所转化的巨噬细胞返回血流；③促进巨噬细胞摄取 ox-LDL，形成泡沫细胞；④促进内皮细胞释放血小板源生长因子（platelet-derived growth factor，PDGF）等，导致血管平滑肌细胞增殖和迁移，亦摄取 ox-LDL 成为泡沫细胞，泡沫细胞的脂质积累促进脂质条纹和斑块形成；⑤ox-LDL 能够抑制 NO 的产生及其生物学活性，使血管舒张功能异常；⑥ox-LDL 是还原型烟酰胺腺嘌呤二核苷酸磷酸（reduced nicotinamide adenine dinucleotide phosphate，NADPH）氧化酶激活物，能增强其活性，促进氧自由基产生，进一步将 LDL 氧化为 ox-LDL。因此，防止氧自由基的产生和脂蛋白的氧化修饰，是阻止动脉粥样硬化发生和发展的重要措施之一。

普 罗 布 考

普罗布考（probucol），又名丙丁酚。1977 年，普罗布考作为调血脂药用于临床，具有明显的降血浆 TC

和 LDL-C 作用，因有较强的降低 HDL-C 的作用而应用受限。之后长期临床试验资料证明，普罗布考能明显减轻动脉粥样硬化病变，降低冠心病的发病率，尤其可通过抗氧化作用有效消除纯合子家族性高胆固醇血症患者的皮肤和肌腱的黄色瘤，且长期使用未发现具有致癌、致突变的作用，从而得到广泛认可与应用。

【体内过程】　胃肠道吸收有限且不规则，吸收率低于 10%，饭后服可使其吸收达最大。吸收后主要蓄积于脂肪组织和肾上腺，血清中浓度较低，在血清中 95% 分布于脂蛋白的疏水核，在 LDL、VLDL 和 HDL 中分别占 44.4%、38.2% 和 13%，一次口服本品后 18h 达血药浓度峰值，$t_{1/2}$ 为 52～60h。普罗布考在体内产生的代谢产物或原型大多数经粪便排出，约 2%经尿排出。

【药理作用与机制】

1. 调血脂作用　普罗布考抑制 HMG-CoA 还原酶，降低胆固醇合成；通过受体及非受体途径增加 LDL 的清除，使血浆 LDL-C 水平降低；通过提高 CE 转移蛋白和 ApoE 的血浆浓度，使 HDL 颗粒中胆固醇减少（HDL_2减少、HDL_3增加），HDL 颗粒变小，而提高 HDL 数量和活性，增加了其转运效率，使胆固醇逆转运清除加快。对血浆 TG 和 VLDL 一般无影响。若与他汀类药物或胆汁酸结合树脂类药物配伍使用，可增强调血脂作用。

2. 抗脂质过氧化作用　普罗布考进入体内后分布于各脂蛋白，自身被氧化为普罗布考自由基，阻断脂质过氧化，减少脂质过氧化物（lipide hydroperoxide，LPO）的产生，抑制 ox-LDL 的生成，可抑制致炎因子、致动脉粥样硬化因子的基因表达和自由基介导的炎症，减轻内皮损伤，抑制泡沫细胞和动脉粥样硬化斑块的形成，消退或减少动脉粥样硬化斑块。

普罗布考的抗动脉粥样硬化作用是调血脂和抗氧化作用的综合结果。长期应用可使冠心病发病率降低，已形成的动脉粥样硬化病变停止发展或消退，明显缩小或消除黄色瘤。

【临床应用】　治疗各型高胆固醇血症。对继发于肾病综合征或糖尿病的Ⅱ型高脂蛋白血症也有效。长期服用可使肌腱黄色瘤消退，阻滞动脉粥样硬化病变发展或使其消退，降低冠心病发病率。此外，普罗布考可预防冠心病 PTCA 后的再狭窄。

【不良反应与注意事项】　不良反应少而轻，最常见的以胃肠道反应为主，如腹泻、腹胀、腹痛、恶心等；少见的有嗜酸性细胞增多、肝功能异常、高尿酸血症、高血糖、血小板减少、心肌病、感觉异常、血管神经性水肿等。罕见的有 Q—T 间期延长者，用药期间注意心电图的变化，Q—T 间期延长者慎用。不宜与延长 Q—T 间期的药物同用。近期有心肌损伤者、严重心动过缓者禁用。妊娠期妇女及小儿禁用。

维生素 E

维生素 E（vitamin E，VitE），又名生育酚，属脂溶性维生素，是最主要的抗氧化剂之一，包括 α、β、γ、δ 四种。口服易吸收，在体内分布于细胞膜及脂蛋白，能被氧化为生育醌，再与葡糖醛酸结合通过胆汁排泄。维生素 E 有很强的抗氧化作用。通过苯环的羟基失去电子或 H^+，清除氧自由基或脂质过氧化物或抑制磷脂酶 A_2 和脂氧酶，从而减少氧自由基的生成，降低脂质过氧化物和丙二醛（malondialdehyde，MDA）的生成。氧化所成的生育醌，可被维生素 C 或氧化还原系统复原，继续发挥作用，从而防止脂蛋白的氧化修饰及其所引起的一系列动脉粥样硬化病变过程，如抑制血管平滑肌细胞增殖和迁移，抑制血小板黏附和聚集，抑制黏附分子的表达和功能，减少白三烯合成，增加 PGI_2 的释放等，从而抑制动脉粥样硬化发生发展，降低缺血性心脏病的发生率和死亡率。维生素 E 作为生命延续必需的营养素之一，长期服用大剂量仍可引起各种疾病，如血栓静脉炎、肺栓塞等，因此长期服用需要在医师指导下进行。

第三节　多不饱和脂肪酸类

多不饱和脂肪酸类（polyunsaturated fatty acid，PUFA）又名多烯脂肪酸类（polyenoic fatty acids），用于防治心脑血管病已有 50 多年的历史。PUFA 可根据不饱和键在脂肪酸链中开始出现位置的不同，分为 *n*-3（或 *ω*-3）型、*n*-6（*ω*-6）型。

一、*n*-3 PUFA

二十碳五烯酸和二十二碳六烯酸

二十碳五烯酸（eicosapentaenoic acid，EPA）和二十二碳六烯酸（docosahexaenoic acid，DHA）主要来自海洋生物的油脂。经流行病学调查发现格陵兰因纽特人很少发生心血管疾病，经证实主要与其食用海鱼等海洋生物有关，这些生物的油脂中富含具有调血脂及抗动脉粥样硬化效应的 n-3 PUFA。

【药理作用】

1. 调血脂作用　EPA 和 DHA 可降低 TG 及 VLDL-TG，显著升高 HDL-C、HDL_2，升高 ApoA I/ApoA II 值。对 LDL-C 和 ApoB 一般无影响或轻度升高。机制可能与抑制肝脏 TG 和 ApoB 合成并提高 LPL 活性促进 VLDL 分解有关。

2. 非调血脂作用　EPA 和 DHA 广泛地分布于细胞膜磷脂，可取代花生四烯酸（arachidonic acid，AA），作为三烯前列腺素和五系白三烯的前体，生成活性物质，发挥多方面的作用：①在血小板，取代 AA 形成 TXA_3，TXA_2 形成减少，减弱促血小板聚集和收缩血管作用；在血管壁取代 AA 形成 PGI_3，仍呈现 PGI_2 的扩张血管和抗血小板聚集作用。②抗血小板功能使其可抑制血小板源生长因子的释放，从而抑制血管平滑肌细胞的增殖和迁移。③在红细胞，EPA 和 DHA 增加红细胞的可塑性，降低血液黏度，改善微循环。④在白细胞，EPA 可转化为白三烯 B_5（LTB_5），减弱白三烯 B_4（LTB_4）的促白细胞向血管内皮的黏附和趋化性，同时能使血中 IL-1β 和 TNF-α 浓度降低，抑制黏附分子的活性；EPA 和 DHA 均能显著抑制动脉粥样硬化早期的白细胞-内皮细胞炎症反应的多种细胞因子表达。

【临床应用】　适用于高三酰甘油性高脂血症。对心肌梗死患者的预后有明显改善作用，也适用于糖尿病并发高脂血症等，与他汀类药物合用可增强疗效。

【不良反应与注意事项】　n-3 PUFA 作为人体的必需脂肪酸，一般无不良反应，若长期或大剂量应用，可能使出血时间延长，免疫反应降低等。

二、n-6 PUFA

n-6 PUFA 主要来源于植物油，如亚油酸（linoleic acid，LA）、γ-亚麻酸（γ-linolenic acid，γ-LNA）。常用有亚油酸（linoleic acid）和月见草油（evening primrose oil）。

亚油酸来源于植物油，在体内能转化为 n-6 PUFA，产生调血脂和抗动脉粥样硬化作用。临床将其做成胶丸或与其他调血脂药和抗氧化药配制成多种复方制剂应用。

月见草油是从月见草籽提取的油脂，经低温萃取而来，其中含约 70% 月见草油，6%～9% γ-亚麻酸，呈现调血脂、抗血小板聚集等抗动脉粥样硬化效应，用于防治冠心病、心肌梗死，但是作用较弱，临床效果不一，有待进一步深入研究。

第四节　黏多糖和多糖类

黏多糖是由氨基己糖或其衍生物与糖醛酸构成的二糖单位多次重复组成的长链，广泛存在于哺乳动物各种细胞内，具有多种药理活性，包括抗凝血、降血脂、抗病毒、抗肿瘤及抗放射等作用。典型代表药为肝素。肝素对动脉粥样硬化具有以下作用。①调血脂作用，降低 TC、LDL、TG、VLDL、升高 HDL。②保护血管内皮，对动脉内皮有高度亲和性，中和多种血管活性物质，从而保护动脉内皮。③抗炎作用，抑制白细胞向血管内皮黏附及其向内皮下转移的炎症反应。④抑制血管平滑肌细胞的增殖迁移。⑤增强酸性成纤维细胞生长因子（fibroblast growth factor，FGF）的促微血管生成。⑥抗血栓作用。但因其抗凝血作用很强，易导致出血，且口服无效，不便应用，现已研发似肝素的抗动脉粥样硬化作用，而不良反应大大减少的低分子量肝素（low molecular weight heparin，LMWH）和类肝素应用于临床。

低分子量肝素

低分子量肝素是由普通肝素解聚而成，平均分子质量为 4～6kDa。由于分子质量低，生物利用度较高，与血浆、血小板、血管壁蛋白结合的亲和力较低，抗凝血因子 Xa 活力大于抗凝血因子 IIa 活力，因此抗凝血作用较弱，保留了其抗血栓作用。临床常用的有达肝素钠、依诺肝素钠、那曲肝素钙等多种产品。可用于不稳定型心绞痛、急性心肌梗死、PTCA 后再狭窄等。不良反应较轻，常见的有皮肤黏膜、牙龈出血，偶见血小板减少、肝氨基转移酶升高及皮肤过敏。

天然类肝素

天然类肝素（natural heparinoids）是存在于生物体类似肝素结构的一类物质，如硫酸乙酰肝素（heparan sulfate）、硫酸皮肤素（dermatan sulfate）、硫酸软骨素（chondroitin sulfate）及冠心舒等。冠心舒，又名脑心舒，是从猪十二指肠或胰脏提取的一种黏多糖类，含硫酸乙酰肝素、硫酸皮肤素和硫酸软骨素。而抗凝血作用仅为肝素的 1/47，且口服有效。研究证明，冠心舒具有调血脂、降低心肌耗氧量、抗血小板、保护血管内皮、抑制血管平滑肌细胞增殖和阻滞动脉粥样硬化斑块形成等作用，可用于改善患者的心绞痛、胸闷、心悸、气急等症状，并使心电图有所改善，对血脂、血压无明显影响。

海洋酸性糖酯类如糖酐酯（dextran sulfate sodium）、藻酸双酯钠（polysaccharide sulfate）等也具有类似肝素的药理效应，可调节血脂、抗血栓形成、抗炎、抗氧化，可保护动脉内皮及阻滞动脉粥样硬化病变的发展。临床可用于缺血性心脑血管疾病的治疗。

【思考题】
1. 抗动脉粥样硬化药可分为几类？简述各类的代表药及其临床应用。
2. 简述 HMG-CoA 还原酶抑制剂降低血脂的作用机制。

【案例分析】
患者，女，70 岁，冠心病、高血压病史 10 余年，有吸烟史。突发胸痛，就诊当地医院，入院诊断：急性心肌梗死。行急诊经皮冠脉介入术（PCI）后，给予抗血小板、调脂、扩冠状动脉、改善微循环等药物治疗，好转后出院。

问题：请为该该患者选择一种调血脂药，并简述其理由。

（孙志会）

第九章　抗　血　栓　药

【教学目标】
1. 掌握常用抗血小板药物的作用机制、作用特点及应用。
2. 掌握肝素、香豆素类、纤维蛋白溶解药的药理作用、作用机制和应用。
3. 熟悉链激酶、尿激酶及组织型纤溶酶原激活物的作用机制、作用特点及应用。

【教学重点】　肝素、香豆素类的药理作用、作用机制和应用。

【教学难点】　肝素的作用机制。

血栓是血液在心血管系统血管内面剥落处或修补处的表面所形成的小块，由不溶性纤维蛋白、沉积的血小板、积聚的白细胞和陷入的红细胞组成，在血栓形成过程中，血小板发挥主要作用。血栓有两种类型：一种为白血栓（white thrombus），其形成通常与动脉粥样硬化有关，是因血流受阻或停止，血小板黏附到损伤的动脉内壁上形成的。此时血小板释放 ADP，后者又促使血小板聚集，最后形成由血小板、白细胞、纤维蛋白构成的更大的白血栓，从而使动脉阻塞，局部血流减少。另一种为红血栓（red thrombus），是在静脉内形成，特别是在静脉瓣处，也是循环中血小板黏附到血管壁上形成的。形状似小头大尾，血栓长尾极易脱落，形成栓子，可随血流运行到肺动脉、脑动脉等处，形成肺栓塞和脑栓塞。

目前的临床抗血栓治疗措施，包括恢复血管通畅的人工机械方法球囊导管术、外科栓子切除术及内科抗血栓药（antithrombotic）治疗，根据血栓栓塞性疾病的指征和并发症采用不同的抗血栓治疗方案。常用的抗血栓药包括抗血小板药（antiplatelet drug）、抗凝血药（anticoagulants）和纤维蛋白溶解药（fibrinolytic agents）。这些药物的疗效取决于血管受累的程度与部位、血栓形成的时间、栓塞或复发的危险性及抗血栓形成治疗与出血的相对利弊。

第一节　抗血小板药

抗血小板药又称血小板抑制药，血小板在体内血栓形成过程中发挥重要作用，药物抑制血小板黏附、聚集及释放等功能产生抗血栓作用。根据作用机制抗血小板药分为以下几种。①抑制血小板代谢的药物，如阿司匹林、利多格雷。②阻碍 ADP 介导的血小板活化的药物：噻氯匹定。③凝血酶抑制剂：阿加曲班。④血小板膜糖蛋白 II_b/III_a 受体拮抗剂：阿昔单抗。

一、抑制血小板代谢的药物

在磷脂酶 A_2 的作用下，血小板膜磷脂可释放出花生四烯酸（arachidonic acid，AA）。AA 经环氧合酶（cyclooxygenase，COX）作用下生成前列腺素 G_2（PGG_2）、前列腺素 H_2（PGH_2），后二者在凝血噁烷 A_2（TXA_2）合成酶存在时，合成具有强烈促进血小板聚集的 TXA_2。因此，抑制磷脂酶 A_2、COX、TXA_2 合成酶的药物，均可间接或直接地减少 TXA_2 的合成。对磷脂酶 A_2 有抑制作用的药物，如糖皮质激素，虽能减少 TXA_2 的产生，但特异性较差。环氧合酶抑制剂（cyclooxygenase inhibitors）是目前临床常用的一类抗血小板药。非甾体抗炎药，如吲哚美辛、保泰松、布洛芬等 TXA_2 合成酶抑制剂是特异性更强的减少 TXA_2 生成的药物。

（一）环氧合酶抑制剂

阿　司　匹　林

阿司匹林（aspirin），又称乙酰水杨酸，是最早被应用于抗血栓治疗的抗血小板药。临床上可用于预防短暂脑缺血发作、心肌梗死、人工心脏瓣膜和静脉瘘或其他手术后血栓的形成。

【药理作用】　阿司匹林对胶原、ADP、抗原抗体复合物及某些病毒和细菌引起的血小板聚集都有明显的抑制作用，可防止血栓形成。COX 是 AA 生成 TXA_2 和前列腺素 I_2（prostaglandin I_2，PGI_2）过程中的关键限速酶，阿司匹林作用机制是通过与 COX 结合，使其出现不可逆的乙酰化失活，继而阻断了 AA 转化为 TXA_2，抑制血小板的聚集。此外，阿司匹林能部分拮抗纤维蛋白原溶解导致的血小板激活，还可抑制组织型纤溶酶原激活物（tissue-type plasminogen activator，t-PA）的释放。

【临床应用】 临床可用于预防短暂性脑缺血发作（transient ischemic attack，TIA）、心肌梗死、心房颤动、人工心脏瓣膜、动静脉瘘或其他手术后的血栓形成；也可用于治疗不稳定型心绞痛。

【不良反应与注意事项】 最常见的不良反应是胃肠道症状，如恶心、呕吐、上腹部不适或疼痛等；特异性体质者服用阿司匹林后可引起皮疹、血管神经性水肿及哮喘等过敏反应；可损伤肝肾功能，伴相应疾病时，应慎用；剂量过大可出现中枢神经系统反应，如头痛、眩晕、耳鸣、视力下降、听力减退，甚至出现精神错乱、惊厥、昏迷等，停药后2～3日症状可完全恢复。

阿司匹林可影响其他排尿酸药的作用，小剂量时可能引起尿酸滞留，诱发痛风；有出血症状的溃疡病或其他活动性出血时禁用；心功能不全或高血压，大量用药时可能引起心力衰竭或肺水肿，应禁用。

（二）TXA$_2$合成酶抑制剂和TXA$_2$受体拮抗药

TXA$_2$合成酶抑制剂可直接抑制TXA$_2$的形成，导致环氧化物（PGG$_2$、PGH$_2$）蓄积，从而促进PGI$_2$生成。因此阻断TXA$_2$受体和抑制TXA$_2$合成酶均可产生抗血小板的功能。

利 多 格 雷

利多格雷（ridogrel）既能抑制TXA$_2$合成酶抑制剂，又可拮抗TXA$_2$受体，发挥抗血小板的作用。动物实验证实利多格雷对血小板血栓和冠状动脉血栓的作用比水蛭素及阿司匹林更有效。临床研究发现，利多格雷对急性心肌梗死患者的血管梗死率，再灌率及增强链激酶的纤溶作用等与阿司匹林相当。但对降低再栓塞，反复心绞痛及缺血性脑卒中等发生率比阿司匹林作用强，临床上用于治疗新形成的血栓有较好的疗效。不良反应一般较轻，对胃肠道的刺激较小，易耐受。

（三）增加血小板内cAMP的药物

双 嘧 达 莫

双嘧达莫（dipyridamole），又名潘生丁，是一种扩张冠状动脉及抗血栓形成的药物，主要用于缺血性心脏病、脑卒中。

【药理作用】 双嘧达莫对胶原、ADP、肾上腺素及低浓度凝血酶诱导的血小板聚集有抑制作用。其作用机制：①抑制PDE活性，使cAMP破坏减少，cAMP含量增加可抑制血小板聚集；②增强PGI$_2$活性；③激活腺苷活性，进而激活腺苷酸环化酶活性，使cAMP增多；④轻度抑制血小板的COX，使TXA$_2$合成减少。此外，还可促进血管内皮细胞PGI$_2$的生成，也可阻抑动脉粥样硬化早期的病理过程。

【临床应用】 双嘧达莫主要用于血栓栓塞性疾病，如用于人工心脏瓣膜置换术后患者，抑制血小板在损伤血管内膜和人工瓣膜表面黏附，防止血小板血栓形成；与华法林合用抑制修复心脏瓣膜时血栓形成；与阿司匹林合用，延长血栓栓塞性疾病的血小板生存时间，增强阿司匹林的抗血小板聚集作用。

【不良反应】 不良反应轻而短暂，常见的症状有头晕、头痛、呕吐、腹泻、脸红、皮疹和瘙痒，在用药过程中可逐渐减轻或消失。罕见心绞痛和肝功能不全，停药后可消除。

二、阻碍ADP介导的血小板活化的药物

噻 氯 匹 定

噻氯匹定（ticlopidine），又名氯苄噻唑啶、抵克立得，为血小板聚集抑制剂。ADP是天然的血小板激活剂。当血管内皮损伤时，局部ADP酶活性减弱，造成ADP在损伤局部浓度过高，血小板激活，噻氯匹定能选择性及特异性干扰ADP介导的血小板活化，从而具有抗血小板聚集和黏附作用。与阿司匹林不同，噻氯匹定通过抑制ADP诱导的血小板膜糖蛋白II$_b$/III$_a$受体复合物与纤维酶原结合位点的暴露及α-颗粒分泌（α-颗粒含有黏连蛋白、纤维酶原、有丝分裂因子等物质），从而抑制血小板活化、黏附和聚集。

噻氯匹定用于预防脑卒中、心肌梗死及外周动脉血栓性疾病等血栓栓塞性疾病，亦可用于体外循环心外科手术以预防血小板丢失，慢性肾透析以增加透析器的功能。最常见的不良反应为粒细胞减少或粒细胞缺乏、血小板减少、胃肠功能紊乱、皮疹等。就餐时服用可减少胃肠道反应。与任何血小板聚集抑制剂、溶栓剂及导致低凝血酶原血症或血小板减少的药物合用均可加重出血的危险。若联合用药，应密切观察并进行实验室监测，如定期监测血常规。

三、凝血酶抑制剂

凝血酶是最强的血小板激活剂。根据药物对凝血酶的作用位点可分为以下几种。①双功能凝血酶抑制剂

（bifunctional antithrombin），如水蛭素可与凝血酶的催化位点和阴离子外位点结合。②阴离子外位点凝血酶抑制剂，仅能通过催化位点或阴离子外位点与凝血酶结合，发挥抗凝血酶作用。

阿 加 曲 班

阿加曲班（argatroban），又名阿各卓泮、阿戈托班，为精氨酸衍生物，能迅速和循环中游离的凝血酶和与血凝块中的凝血酶结合，产生抗凝作用。阿加曲班与凝血酶的催化部位结合，可抑制凝血酶的蛋白水解，从而抑制纤维蛋白原裂解和纤维蛋白凝块形成，抑制某些凝血因子活化，从而阻碍凝血酶诱导的血小板聚集及分泌作用；最终抑制了纤维蛋白交联，并促使纤维蛋白溶解。临床上主要用于发病 48h 内的缺血性脑梗死急性期患者的神经症状（运动麻痹）、日常活动（步行、起立、坐位保持、饮食）的改善。阿加曲班 $t_{1/2}$ 极短，治疗安全范围狭窄，且过量无对抗剂，用药期间需监测活化部分凝血激酶时间（activated partial thromboplastin time，APTT），使之保持在 55～85s。常见的不良反应有出血、呼吸困难、低血压、发热、腹泻、恶心等。过敏反应发生率为 14%。

水 蛭 素

水蛭素（hirudin）是从水蛭及其唾液腺中提取的抗凝成分，含 65 个氨基酸残基，分子质量约为 7kDa。对凝血酶有极强的抑制作用，是迄今所发现最强的凝血酶天然特异性抑制剂。可以 1:1 分子比直接与凝血酶的催化位点和阴离子外位点结合抑制凝血酶活性，使凝血酶的蛋白水解功能受到抑制，抑制纤维蛋白生成，以及凝血酶引起的血小板聚集和分泌，从而抑制血栓形成。水蛭素主要用于预防经皮冠状动脉形成术后冠状动脉再阻塞。主要不良反应是出血、低血压。

目前已开发的基因重组水蛭素（lepirudin），于 1998 年底，首先在德国上市。重组水蛭素药物的作用与天然水蛭素相同。口服不易吸收，静脉或皮下注射，$t_{1/2}$ 为 60～100s，大部分经肾原型排出。临床用于预防术后血栓形成、血管成形术后再狭窄、急性弥散性血管内凝血（disseminated intravascular coagulation，DIC）、血液透析及体外循环等。

四、血小板膜糖蛋白Ⅱb/Ⅲa受体拮抗剂

ADP、凝血酶、TXA₂ 等均为血小板聚集诱导剂，它们引起血小板聚集的最终共同通路是激活血小板，使其表面暴露糖蛋白Ⅱb/Ⅲa受体。当血小板激活时，糖蛋白Ⅱb/Ⅲa受体被释放并转变为具有高亲和力状态，可暴露出新的配体诱导的结合位点，如纤维蛋白原、冯·维勒布兰德因子（von Willebrand factor，vWF）、内皮诱导因子均为糖蛋白Ⅱb/Ⅲa受体的配体。血小板之间借助于纤维蛋白原、vWF、纤维连接蛋白（fibronectin）等配体联结一起，形成聚集。已知引起血小板聚集的黏附蛋白大多含有精氨酸-甘氨酸-天冬氨酸序列（RGD sequence），也是糖蛋白Ⅱb/Ⅲa受体特异性的识别、结合位点。

糖蛋白Ⅱb/Ⅲa受体拮抗药妨碍血小板同糖蛋白Ⅱb/Ⅲa受体的配体结合，从而抑制血小板聚集。阿伯西马（abciximab）、SC-54684 等均为糖蛋白Ⅱb/Ⅲa受体拮抗药。

阿伯西马，又名阿昔单抗（c7E3Fab，ReoPro），可选择性阻断血小板糖蛋白Ⅱb/Ⅲa受体，而防止纤维蛋白原、vWF、玻璃体结合蛋白及纤维连接蛋白与激活的血小板结合。临床用于预防血栓形成、溶栓治疗防止血管再闭塞。给药后 36h 出血是最常见的不良反应。因此，禁用于活动性出血或有出血倾向的患者。应用前后均应监测血小板水平。

第二节　抗 凝 血 药

纤维蛋白在血浆中以纤维蛋白原（fibrinogen）形式存在。纤维蛋白原溶于水且不易聚合，凝血酶可使它降解成为纤维蛋白，并聚合成不溶于水的网状结构。血凝块的主要成分就是纤维蛋白，它在损伤处形成一个网架，封住伤口。

一、注射用抗凝血药

肝 素

肝素（heparin）最初来自动物肝脏。目前肝素多自猪肠黏膜和猪、牛肺脏中提取获得的。它是由 D-葡糖胺、L-艾杜糖醛酸及 D-葡糖醛酸交替组成的大分子黏多糖硫酸酯，其分子质量为 5～30kDa，平均分子质

量约 12kDa，存在于肥大细胞、血浆及血管内皮细胞中，具有强酸性，带有大量负电荷。

【体内过程】 肝素带有大量负电荷，分子质量大，不易通过生物膜，口服不吸收，常静脉给药。60%聚集于血管内皮，大部分经单核巨噬细胞系统破坏，少量以原型从尿排出。肝素抗凝活性 $t_{1/2}$ 与剂量有关，静脉注射 100U/kg、400U/kg、800U/kg，抗凝活性 $t_{1/2}$ 分别为 1h、2.5h、5h。慢性肝肾功能不全及过度肥胖者，肝素的代谢、排泄延迟，并有体内蓄积的可能。

【药理作用】

1. 抗凝血 肝素在体内、体外均有强大抗凝作用。静脉注射后，抗凝作用立即发生，可灭活多种凝血因子，阻碍凝血过程。静脉注射后 10min 内血液凝固时间、凝血酶时间及凝血酶原时间均明显延长，一次给药作用维持 3～4h。肝素的生物活性主要依赖于抗凝血酶Ⅲ（antithrombinⅢ，AT-Ⅲ）。AT-Ⅲ是凝血酶及凝血因子Ⅸa、凝血因子Ⅹa、凝血因子Ⅺa、凝血因子Ⅻa 等含丝氨酸残基蛋白酶的抑制剂。AT-Ⅲ与凝血酶通过精氨酸-丝氨酸肽键相结合，形成 AT-Ⅲ-凝血酶复合物而使酶灭活，肝素可加速此反应达千倍以上。在肝素存在时，肝素分子与 AT-Ⅲ结合后，可使其发生构型改变，暴露大量精氨酸的活性部位，并迅速与凝血因子Ⅱa、凝血因子Ⅺa、凝血因子Ⅹa、凝血因子Ⅸa、凝血因子 Ka、纤溶酶等结合，并抑制凝血因子活性。肝素通过 AT-Ⅲ灭活凝血因子Ⅱa、凝血因子Ⅸa、凝血因子Ⅹa 时，必须同时与 AT-Ⅲ和这些凝血因子结合，而低分子量肝素（low-molecular-weight heparin，LMWH）灭活凝血因子Ⅹa 时，仅须与 AT-Ⅲ结合。一旦肝素-AT-Ⅲ-凝血酶复合物形成，肝素就从复合物上解离，再次与另一分子 AT-Ⅲ结合而反复利用。AT-Ⅲ-凝血酶复合物则被单核巨噬细胞系统所消除。

2. 降脂 肝素能使血管内皮释放 LPL，水解血中 CM 和 VLDL 发挥降脂作用。

3. 抗炎 肝素抑制炎症介质活性和炎症细胞活动，发挥抗炎作用。

4. 抗内膜增生 肝素抑制血管平滑肌增生，对实验动物具有抗血管内膜增生等作用。然而这些作用因生物利用度低及抗凝作用强大，影响了其临床应用。

5. 其他 肝素也抑制血小板聚集，这可能是继发于对凝血酶活性的抑制。

【临床应用】 肝素在体内、体外都有强抗凝作用，因此，广泛用于体内、体外抗凝。

1. 血栓栓塞性疾病 主要用于防治血栓形成和栓塞，如静脉血栓、肺栓塞、周围动脉血栓栓塞性疾病。对静脉栓塞的患者，连续静脉注射肝素，使血药浓度保持在 0.2U/mL，可防止肺栓塞的发生。

2. DIC 用于各种原因引起的 DIC 早期，如脓毒血症、胎盘早期剥离、恶性肿瘤溶解等所致的 DIC。在早期可用肝素治疗，防止由于纤维蛋白和凝血因子的消耗而引起继发性出血。

3. 防治心肌梗死、脑梗死、心血管手术及外周静脉术后血栓形成 心肌梗死后早期，可用肝素预防高危患者发生静脉血栓栓塞性疾病或预防大块前壁心肌梗死患者发生动脉栓塞。

4. 体外抗凝 如心导管检查、体外循环、血液透析、腹膜透析、输血及血样标本体外实验等。

【不良反应与注意事项】

1. 自发性出血 肝素的主要不良反应是易致自发性出血，表现为各种黏膜出血、关节腔积血和伤口出血等。仔细观察患者，适当控制剂量及严密监测凝血时间或 APTT，使 APTT 维持在正常值（50～80s）的 1.5～2.5 倍，可减少这种危险。老年妇女和肾衰竭患者常致出血。轻度出血，停药即可。如严重出血，可缓慢静脉注射肝素的特效解毒剂鱼精蛋白（protamine），其为强碱性蛋白质，带有正电荷，可与肝素结合成稳定的复合物而使肝素失活。每 1.0～1.5mg 的鱼精蛋白可使 100U 的肝素失活，但每次剂量不可超过 50mg。

2. 过敏反应 因肝素来源于动物，故偶有过敏反应，如哮喘、荨麻疹、结膜炎和发热等。

3. 其他 长期应用肝素可致骨质疏松和骨折。此外，还可发生短暂性的血小板减少症。有报告用肝素发生脱发和短暂的可逆性秃头症。妊娠期妇女应用可致早产及死胎。

对肝素过敏、有出血倾向、血友病、血小板功能不全和血小板减少症、紫癜、严重高血压、细菌性心内膜炎、肝肾功能不全、黄疸、溃疡病、颅内出血、活动性肺结核、妊娠期妇女、先兆流产、产后、内脏肿瘤、外伤及术后等均禁用肝素。

AT-Ⅲ

AT-Ⅲ是肝脏合成的一种血浆蛋白，能与凝血酶结合成复合物而使凝血酶灭活，能抑制凝血因子Ⅹa、凝血因子Ⅸa、凝血因子Ⅺa、凝血因子Ⅻa 的活性，抑制纤溶酶、激肽释放酶、补体及血管舒缓素活性，抑制凝血酶诱发的血小板聚集反应等，从而阻止血栓形成。在肝素存在时抗凝作用明显加强，因为肝素能与 AT-Ⅲ分子上的赖氨酸残基结合，暴露 AT-Ⅲ的活性中心，使其抗凝活性增加 10～20 倍。AT-Ⅲ的血浆 $t_{1/2}$ 为 50～60h，在急性血栓形成时可<20h。AT-Ⅲ主要用于防治急性血栓，先天性 AT-Ⅲ缺乏症（或 Budapest 病），由

DIC、肝硬化、急性肝衰竭、肾病、子痫等引起的继发性 AT-III缺乏症，及由手术、损伤、感染、妊娠或口服避孕药等所致的 AT-III缺乏者。AT-III浓缩剂和肝素同时用，可增加出血的危险性。

低分子量肝素

低分子量肝素指分子质量低于 6.5kDa 的肝素。低分子量肝素可从普通肝素直接分离的分子量较低的部分或由普通肝素降解后再分离而得。临床常用的低分子量肝素制剂有依诺肝素（enoxaparin）、替地肝素（tedelparin）、弗希肝素（fraxiparin）、洛吉肝素（logiparin）、洛莫肝素（lomoparin）等。

低分子量肝素可选择性抑制凝血因子X_a活性，而对凝血酶及其他凝血因子影响较小。肝素对凝血酶要发挥作用，须与凝血酶和AT-III三者结合形成复合物，对凝血因子X_a灭活则只需与AT-III结合。但低分子量肝素因分子链较短，不能与AT-III和凝血酶同时结合形成复合物，因此主要对凝血因子X_a发挥作用，见图 9-1。低分子量肝素抗凝血因子X_a活性/抗凝血活性比为 1.5～4.0，而普通肝素为 1 左右，分子质量越低，抗凝血因子X_a活性越强，这样就使抗血栓作用与致出血作用相分离，保持了肝素的抗血栓作用而大大降低了出血的风险。

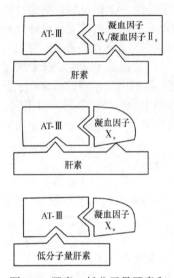

图 9-1　肝素、低分子量肝素和 AT-III及凝血因子相互作用示意图

低分子量肝素可用于预防深部静脉血栓形成和肺栓塞。治疗已形成的急性深部静脉血栓。在血液透析或血液透过时，防止体外循环系统中发生血栓或血液凝固。此外也可用于治疗不稳定型心绞痛及非 ST 段抬高心肌梗死。与肝素相比，低分子量肝素抗凝血因子X_a活性的 $t_{1/2}$ 长，生物利用度较大，因而静脉注射活性可维持 12h，皮下注射每日 1 次即可。

与肝素相比，不良反应较少，有自发性出血、血小板减少症、低醛固酮血症伴高钾血症、皮肤坏死、过敏反应和暂时性氨基转移酶升高等；低分子量肝素引起的出血，也可用鱼精蛋白来治疗。低分子量肝素治疗时需通过测定血浆凝血因子X_a活性进行监护。低分子量肝素与肝素有相似的禁忌证和注意事项，但肝素能引起血小板减少症，有 I 型、II 型之分，I 型轻，为一过性，II 型严重，可引起动、静脉血栓，系因肝素能使血小板因子 4（platelet factor 4，PF4）释放并与之结合，后者再与特殊抗体形成 PF4-肝素-IgG 免疫复合物并引起病理反应所致。低分子量肝素不易引起血小板释放 PF4，故较少发生。

二、口服抗凝血药

香豆素类药物

香豆素类（coumarin）药物是一类含有 4-羟基香豆素基本结构的物质，口服吸收后参与体内代谢才能发挥抗凝作用，故称口服抗凝药，有双香豆素（dicoumarol）、华法林（warfarin，苄丙酮香豆素）和醋硝香豆素（acenocoumarol，新抗凝）等，药理作用基本相同。

【体内过程】　双香豆素口服吸收慢且不规则，吸收后几乎全部与血浆蛋白结合，因此，与其他血浆蛋白结合率高的药物同服时，可增加双香豆素的游离药物浓度，使抗凝作用大大增强，甚至诱发出血。双香豆素分布于肺、肝、脾、肾，经肝药酶羟基化失活后自尿中排出。醋硝香豆素大部分以原型经肾排出。华法林口服后吸收快而完全，生物利用度几乎为 100%，99%以上与血浆蛋白结合，可通过胎盘屏障。主要在肝中代谢，最后主要以代谢物形式由肾排出，$t_{1/2}$约为 40h。作用维持 2～5 日。

【药理作用】　香豆素类药物是维生素 K 拮抗剂，在肝脏抑制维生素 K 由环氧化物向氢醌型的转化，从而阻止维生素 K 的反复利用。维生素 K 是 γ-羧化酶的辅酶，其循环受阻将影响含有谷氨酸残基的凝血因子 II、凝血因子 VII、凝血因子 IX、凝血因子 X 的前体、抗凝血蛋白 C 和抗凝血蛋白 S 的 γ-羧化作用，使这些凝血因子停留于无凝血活性的前体阶段，从而阻碍凝血过程。但对已经发生 γ-羧化的上述凝血因子无抑制作用。因此，香豆素类抗凝药在体外无效，在体内也须在原有的凝血因子 II、凝血因子 VII、凝血因子 IX、凝血因子 X、抗凝血蛋白 C 和抗凝血蛋白 S 耗竭后才发挥抗凝作用。凝血因子 II、凝血因子 VII、凝血因子 IX、凝血因子 X、抗凝血蛋白 C 及抗凝血蛋白 S 的 $t_{1/2}$ 分别为 50h、6h、24h、36h、8h 及 30h。故香豆素类药物口服后至少需经 12～24h 才出现作用，1～3 日达高峰，作用维持 3～4 日，见表 9-1。

表9-1 口服抗凝剂 $t_{1/2}$ 与作用时间

药物	每日量（mg）	$t_{1/2}$（h）	t_{max}（h）	持续时间（日）
华法林	5～15	40	24～48	3～5
醋硝香豆素	4～12	8.5	34～48	2～4
双香豆素	25～150	24～60	36～72	4～7

【临床应用】 与肝素相似，主要用于防治血栓栓塞性疾病。其优点是口服有效，作用时间较长。缺点是显效慢，作用过于持久，不易控制。防治静脉血栓和肺栓塞，临床常采用先用肝素后用香豆素类药物维持治疗的序贯疗法。可与抗血小板药联合应用，减少外科大手术、风湿性心脏病、人工瓣膜置换术后的静脉血栓发生率。

【不良反应】 服用过量易致自发性出血，禁忌证同肝素。最严重者为颅内出血，应严密观察。华法林能通过胎盘屏障，可引起出血性疾病。还可影响胎儿骨骼和血液蛋白的 γ-羧化作用，影响胎儿骨骼正常发育。应用这类药物期间必须测定凝血酶原时间，一般控制在 25～30s（正常为 12s）较好，并据此调整剂量。如用量过大引起出血时，应立即停药并缓慢静脉注射大量维生素 K 或输新鲜血液。

【药物相互作用】 有些药物与香豆素类药物合用可增强其抗凝作用。阿司匹林、保泰松、羟基保泰松、甲芬那酸、水合氯醛、氯贝丁酯、磺胺类药、丙磺舒等与血浆蛋白结合率高，使血浆中游离香豆素浓度升高，抗凝作用增强，增加出血风险。降低维生素 K 的生物利用度的药物或各种病理状态导致胆汁减少均可增强这类药物的作用。广谱抗生素抑制肠道产生维生素 K 的菌群，从而减少维生素 K 的生成，也可增强这类药物作用。肝病时，因凝血因子合成减少也可增强其作用。另一些药物可减弱这类药物的抗凝作用，肝药酶诱导剂苯妥英钠等能加速香豆素类药物代谢，降低其抗凝作用。

三、体外抗凝血药

柠 檬 酸 钠

柠檬酸钠（sodium citrate）的酸根与血中 Ca^{2+} 形成难解离的可溶性络合物，导致血中 Ca^{2+} 浓度降低，发挥抗凝作用。仅适用于体外抗凝，如血液的体外保存，在输血时每 100mL 全血中加入 2.5%柠檬酸钠 10mL 可保持血液不凝固。

第三节 纤维蛋白溶解药

血液凝固和血栓形成必须限定在适当范围内，以使外伤或外科手术所致的出血能尽快止血而又不至于使血栓无限制地扩大。纤维蛋白形成和纤维蛋白溶解系统调节和限定这个过程。该系统功能异常可导致血栓或出血性疾病。纤维蛋白溶解药可使纤溶酶原（plasminogen）转变为纤溶酶（plasmin）。后者迅速水解纤维蛋白和纤维蛋白原，导致血栓溶解，故又名血栓溶解药。链激酶和尿激酶及组织型纤溶酶原激活因子等均为纤维蛋白溶解药。

纤维蛋白溶解的主要过程是无活性的纤溶酶原，在许多因子作用下，转变为有活性的纤溶酶，见图9-2。此过程在血凝开始阶段就被凝血因子XIIa和激肽释放酶（kallikrein，K_a）及损伤细胞释放的纤溶酶原激活因子激活，纤溶酶通过降解纤维蛋白而限制血栓增大和溶解血栓。此外，有活性的蛋白质 C 也能抑制血凝和激活纤维蛋白溶解系统。增强纤维蛋白溶解是治疗血栓性疾病的有效措施。相反，抑制纤维蛋白溶解系统可保护血栓免遭水解和减少出血。

链 激 酶

链激酶（streptokinase）是最早作为临床药品治疗血栓性疾病的溶栓酶，是由丙组 β-溶血性链球菌培养液中提得的一种蛋白质，分子质量约为 47kDa。在体内 $t_{1/2}$ 呈双相：快速相为 11～13min，缓慢相约 23min。溶解血栓机制是其与内源性纤溶酶原结合成复合物，并促使纤溶酶原转变为纤溶酶，纤溶酶迅速水解血栓中纤维蛋白，导致血栓溶解。由于链激酶可水解栓子中纤维蛋白，降解纤溶酶原和凝血因子 V 及凝血因子Ⅶ。所以它不应与抗凝血药或抑制血小板聚集药合用。

链激酶主要用于治疗血栓栓塞性疾病。静脉注射治疗动静脉内新鲜血栓形成和栓塞，如急性肺栓塞和深部静脉血栓。也可用于心肌梗死早期治疗，冠状动脉注射可使阻塞冠状动脉再通，恢复血流灌注。

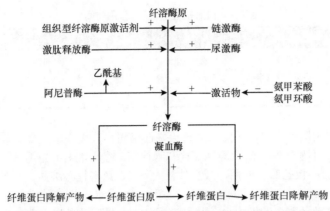

图 9-2　纤维蛋白溶解系统及纤维蛋白溶解药作用机制示意图

链激酶最严重不良反应是易引起出血。注射局部可出现血肿。一般不须治疗，如严重出血可注射对羧基苄胺对抗，更严重者可补充纤维蛋白原或全血；也可见皮疹、药热等过敏反应，静脉注射过快可致低血压。出血性疾病、新近创伤、消化道溃疡、伤口愈合中、严重高血压患者禁用。

尿 激 酶

尿激酶（urokinase）是从人尿中分离得来的一种糖蛋白，分子质量约为 53kDa。尿激酶可直接激活纤溶酶原转变为纤溶酶，发挥溶血栓作用。血浆 $t_{1/2}$ 约 20min。适应证和不良反应及禁忌证同链激酶。无抗原性，不引起过敏反应，可用于链激酶过敏者。

阿 尼 普 酶

阿尼普酶（anistreplase）为第二代溶栓药，为纤溶酶原和链激酶激活剂 1∶1 复合物，分子质量为 131kDa，纤溶酶原的活性中心与一个酰基（对位茴香酰）可逆性结合而被封闭。

【药理作用】　阿尼普酶进入体内经脱酰化作用，才慢慢恢复激活纤溶酶原的作用，因而其有一段潜伏期。但其与纤维蛋白结合力未受影响，可选择性溶栓。与链激酶比较，阿尼普酶与有下列优点：①因阿尼普酶到体内才能慢慢被活化，故剂量可一次静脉注入，不必静脉滴注。静脉注入可增加与纤维蛋白结合量，同时在血中不受 α_2-抗纤溶酶的抑制；②本药与赖氨酸-纤溶酶原形成的复合物较易进入血凝块与纤维蛋白结合，而谷氨酸-纤溶酶原要降解为赖氨酸-纤溶酶原才能结合到纤维蛋白上。

【临床应用】　阿尼普酶是治疗急性心肌梗死安全而有效的药物，可降低再阻塞率，改善症状，降低病死率，亦用于其他血栓性疾病。

【不良反应】　阿尼普酶可导致长时间血液低凝状态。最常见不良反应为出血，常在注射部位或胃肠道，亦可发生一过性低血压、过敏反应。

重组葡激酶

葡激酶是从金黄色葡萄球菌中分离出来的一种能够特异溶解血栓的酶类物质，重组葡激酶是通过基因工程的方法制备的一种新型溶血栓药物。

【药理作用】　重组葡激酶与血栓中的纤溶酶原有较高的亲和力，它能在血栓的部位与纤溶酶原结合，此结合物能够激活纤溶酶原转变为纤溶酶，从而溶解血栓。其对富含血小板的血栓溶栓效果也较好，这是重组葡激酶优于其他溶栓药物的重要方面。

【临床应用】　重组葡激酶可用于治疗由血栓引起的急性心肌梗死，也已试用于外周血管血栓及由血栓引起的缺血性组织坏死类疾病。

【不良反应】　重组葡激酶属异体蛋白，给药后可产生抗体。免疫原性比链霉素强，可引起过敏反应。

t-PA

t-PA 是体内纤溶系统的生理性激动剂，在人体纤溶和凝血的平衡调节中发挥着关键性的作用。临床 t-PA 在 1984 年利用 DNA 重组技术合成，含有 527 个氨基酸，为第二代溶栓药。

溶栓机制是激活内源性纤溶酶原转变为纤溶酶，t-PA 在靠近纤维蛋白-纤溶酶原相结合的部位，通过其赖氨酸残基与纤维蛋白结合，并激活与纤维蛋白结合的纤溶酶原转变为纤溶酶。这种作用比激活循环中游离型纤溶酶快数百倍。较少引起出血。t-PA 主要在肝中代谢，$t_{1/2}$ 约为 5min。现已试用于治疗肺栓塞和急性心肌梗死。用后使阻塞血管再通率高，且不良反应小。

【思考题】

1. 试比较肝素与香豆素类药物抗凝作用及特点。

2. 简述小剂量阿司匹林的抗血小板机制。

3. 简述抗血小板药的分类及作用机制。

【案例分析】

患者，男，75 岁，于 2 个月前开始出现胸闷痛，位于胸前区，范围为一个手掌大小，呈阵发性压榨性胸闷痛，与活动有关，休息后有所缓解。1 月 8 日 23:00 突发胸痛，就诊于当地医院，入院诊断：①冠心病；②急性非 ST 段抬高型心肌梗死。治疗经过：行急诊 PCI 手术，术后血流恢复尚可，给予抗血小板、抗凝血、调脂，改善微循环药物。

问题：请为该患者选择一种合适的抗血小板药，并简述其理由。

（孙志会）

参 考 文 献

董志，2017. 药理学. 4 版. 北京：人民卫生出版社.

李俊，2018. 临床药理学. 6 版. 北京：人民卫生出版社.

李建恒，2019. 药理学. 北京：科学出版社.

苏定冯，陈丰原，2011. 心血管药理学. 4 版. 北京：人民卫生出版社.

杨宝峰，陈建国，2018. 药理学. 9 版. 北京：人民卫生出版社.

姚泰，2008. 生理学. 北京：人民卫生出版社.

张树平，高允生，2012. 药理学. 北京：科学出版社.